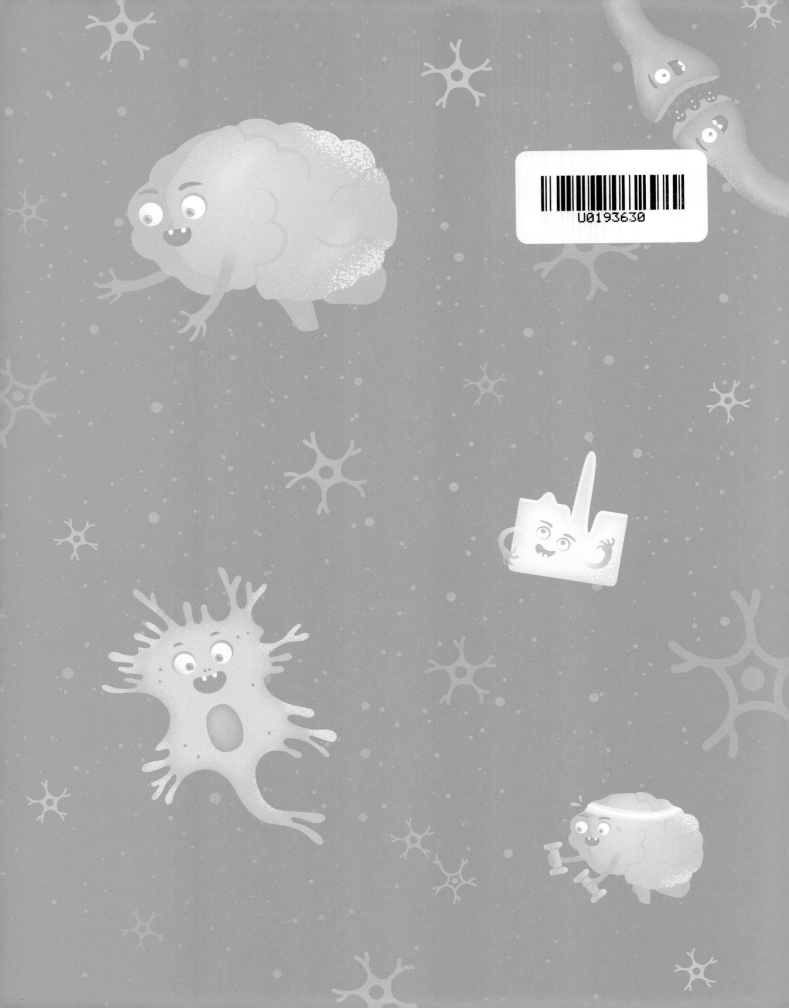

U0193630

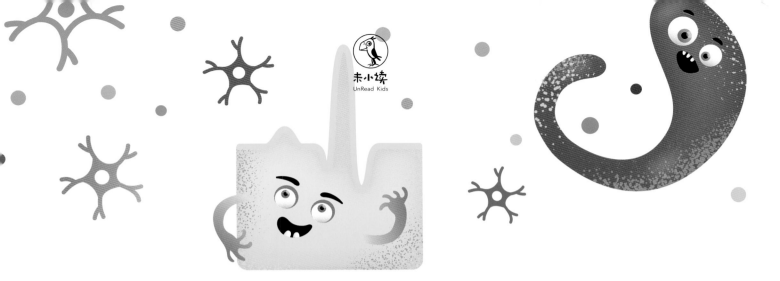

DK大脑百科

［英］利亚姆·德鲁 著

刘宣谷 译

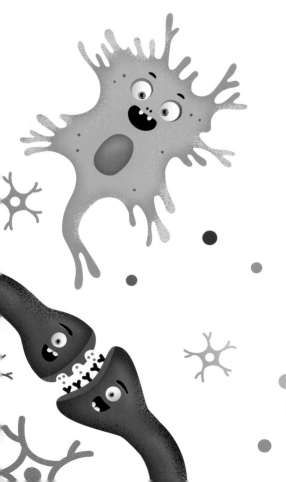

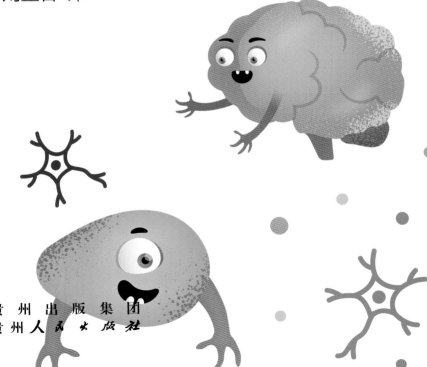

贵州出版集团
贵州人民出版社

目录

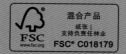

DK　Penguin Random House

www.dk.com

图书在版编目（CIP）数据

DK 大脑百科 /（英）利亚姆·德鲁著；刘宣谷译
. -- 贵阳：贵州人民出版社，2023.4（2023.8 重印）
ISBN 978-7-221-17626-4

Ⅰ.①D… Ⅱ.①利… ②刘… Ⅲ.①脑科学—儿童读
物 Ⅳ.① R338.2-49

中国国家版本馆 CIP 数据核字（2023）第 050418 号

FSC 混合产品 纸张 | 支持负责任林业 FSC® C018179

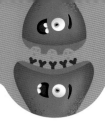

这本书里一些与脑有关的词**怪怪的**，让人看了一个头两个大！不过没事，遇到拿不准的，就翻翻书后面的**术语表**，它能帮到你。

DK DANAO BAIKE

DK 大脑百科

[英]利亚姆·德鲁 / 著

刘宣谷 / 译

出版人　　朱文迅
策划编辑　王茗一　李晓苏
责任编辑　陈田田
装帧设计　程　阁
责任印制　赵路江

出　版	贵州出版集团　贵州人民出版社
地　址	贵州省贵阳市观山湖区会展东路 SOHO 公寓 A 座
发　行	未读（天津）文化传媒有限公司
印　刷	北京顶佳世纪印刷有限公司
版　次	2023 年 4 月第 1 版
印　次	2023 年 8 月第 2 次印刷
开　本	889 毫米 ×1194 毫米　1/16
印　张	4.5 印张
字　数	50 千
书　号	ISBN 978-7-221-17626-4
定　价	68.00 元

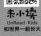

未小读
UnRead Kids
和世界一起长大

客服咨询

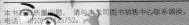

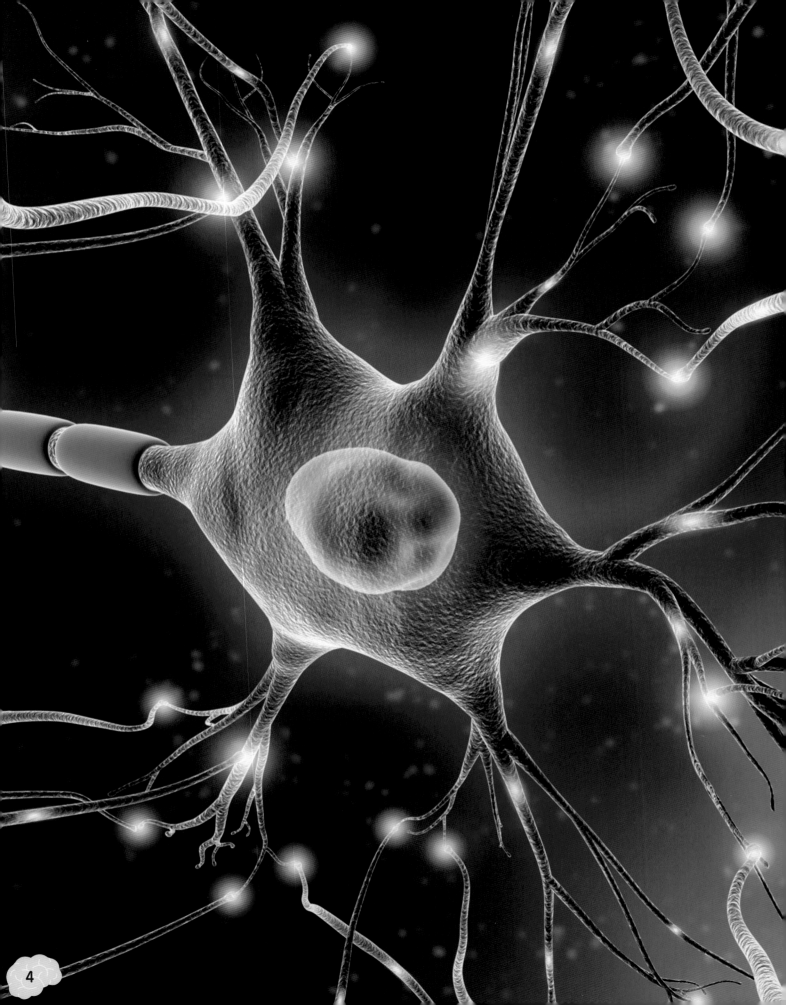

写给小读者的话

　　这本书会到**你的小脑袋瓜里**转悠一趟，带你见识见识脑的各部分由什么构成，它们又是如何运转的。等走完这趟旅程，你就能摸索明白：为什么你的脑能**让你成为你**，而没有成为张三或李四——此话怎讲？瞧，你看见的、听见的、感受到的，还有你嘴巴尝到的、鼻子闻到的，这一切的一切，哪个不是由你脑中传递的信息说了算？你的一言一语、一举一动，哪个不受控于你的脑？还有涌上你心头的那些情绪——有快乐，有悲伤，有沮丧，有开心，有害怕，还有爱，哪个不是**源自你的脑**？

　　你的脑、我的脑、他的脑……脑与脑之间的差别其实不大，但每个人的脑都**独一无二**。这其中的不同，有些是源于遗传信息，这些信息在父母传给我们的 DNA 里已然被确定；另一些则跟遗传无关，它来自**我们走过的人生道路**，来自我们学到的点点滴滴，而脑这家伙天生有本事吸纳大量的知识，将它们汇集成海——嗯，希望你的"脑海"也会喜欢上咱们这趟"海中游"！

利亚姆·德鲁
博士

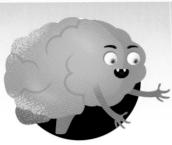

你好，
我的脑

知道吗？你的**头**里边住着一个神秘器官，名叫脑。不管是你的**所思所想**，还是**所感所悟**，统统都是从脑子里冒出来的。正是因为有脑在，你才会是你，而不是别的什么人。

有故事的脑

在有些人看来，脑称得上是全宇宙最最复杂的存在！于是一代代科学家对它了不起的结构加以研究，收获了许多发现，且听本书为你娓娓道来……

褶皱

脑的表面有许多褶皱和沟回，看上去层层叠叠、皱皱巴巴的，但也正是因为这样，颅骨才装得下它。

颅骨

颅骨是整个头骨中最大的一部分，它是一层坚硬的骨质壳，能将脑部罩住，保护它免受来自外界的物理性伤害。

脊髓

脊髓负责在脑和身体之间传递信息。

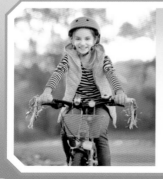

人为什么要长脑子？

你之所以能四处走走逛逛，还能完成许多事，就是得益于脑。是脑帮你记得住、学得牢、吃得香、喝得下，也是脑时刻让你保证自己的安全，还能交到朋友。

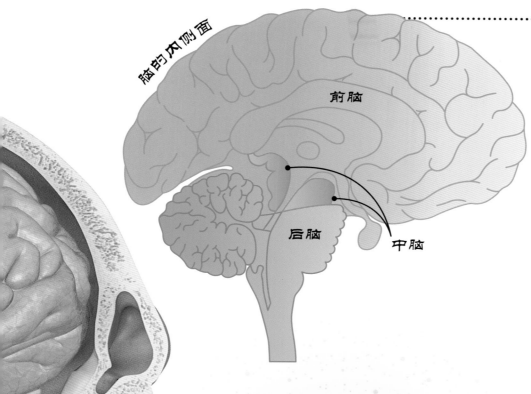

脑的内侧面

前脑

后脑

中脑

脑功能分区

左边这个，就是脑的内侧面解剖示意图。脑里边有很多区域，每个区域都有各自的功能。当然，各司其职只是一方面，它们也齐心协力合作运转，造就了独一无二的"你"！

一名成年人的脑，重量在
1.5 千克左右。

中枢神经系统

周围神经系统

你觉得如何呀?

神经系统

我们的脑能把所有感官发出的信息都收集过来，然后下达指令，告诉身体该做什么。这种来来回回的信息交流就是靠神经实现的。神经从头到脚贯穿于人体各处——正是凭借它们，信息才得以交流。

脑啊，
你忙啥呢？

脑是身体的**控制中心**。一旦有什么事情，脑就会**收集并处理相关信息**，然后**操控身体**做出反应。我们的脑基本都是这样运转的。当然，脑与脑之间也不是没有细微差别，这一点因人而异。

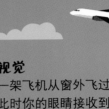

视觉
一架飞机从窗外飞过——此时你的眼睛接收到了这一视觉信息。

饥饿
要是好一阵子没吃上东西，脑会让你产生饥饿感。

脑做的事可多啦！

收集信息

你的眼睛、耳朵和其他感觉器官会将外界信息转化成信号，发送给脑，而脑也无时无刻不在关注着你的身体状况，比如饿不饿、渴不渴，或是困不困、疼不疼之类的，脑都会告诉你。

操控身体

脑对你身上的每一块肌肉都握有操控大权。它让这块、那块肌肉动起来时，也就让你动了起来——或跑，或跳，或拿起笔来写字，莫不如此。

处理信息

你想过、做过、经历过的事情相当多，其中最重要的那些，你会铭记在脑中。日后，你一思考，脑就会将有用的新信息跟之前存储的那些信息联系起来。

听觉
你的耳朵能听到声响，比如学校的铃声。

感觉
感而有觉。你的感觉形成于脑——比如运动时的那股兴奋劲儿。

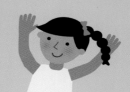

记忆
还记得那次美好的海滨度假吗？你的脑会将记忆存储起来。

思考
思考也要靠脑，比如算加法求总和。

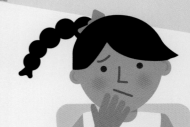

书写
握笔书写看似简单，其实需要一系列精细微妙的动作。要完成这些，同样离不开脑的协调。

交谈
你开口说话也离不开肌肉，而操控这些肌肉的，依然是脑。

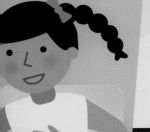

让身体做好准备
课堂上，老师请你回答问题，这时你的心脏（可以把它看成一大块肌肉）可能会跳得比平时更快些——这其实是脑在让身体为你接下来的表现做准备呢。

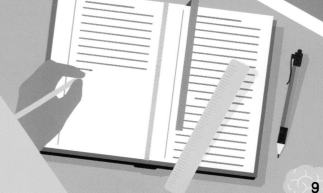

地有地图，
脑有脑图

我们的脑包含**许多部分**，每个部分的**任务**不尽相同，比如搞明白你读到的字词，或理解你听到的声响。这种各司其职的脑内分工，如果**用图来表现**，会是什么样子呢？

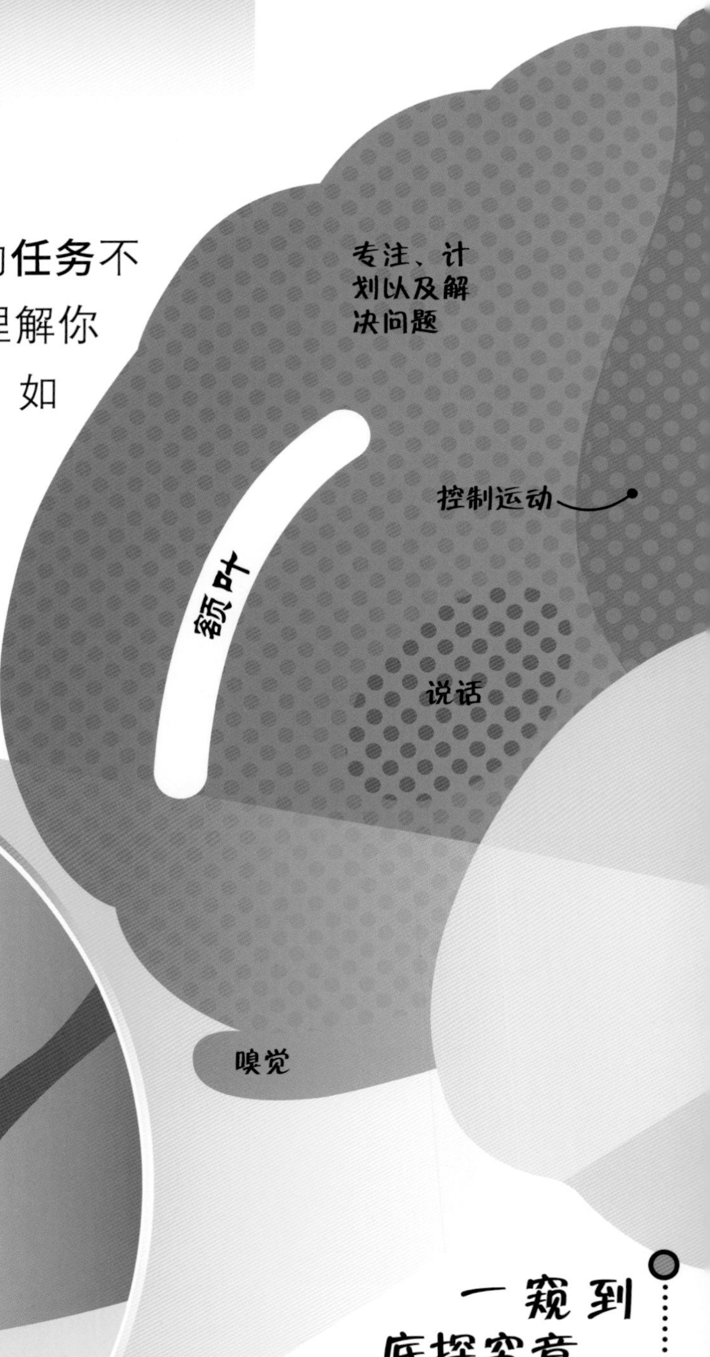

看这里！

专注、计划以及解决问题

额叶

控制运动

说话

嗅觉

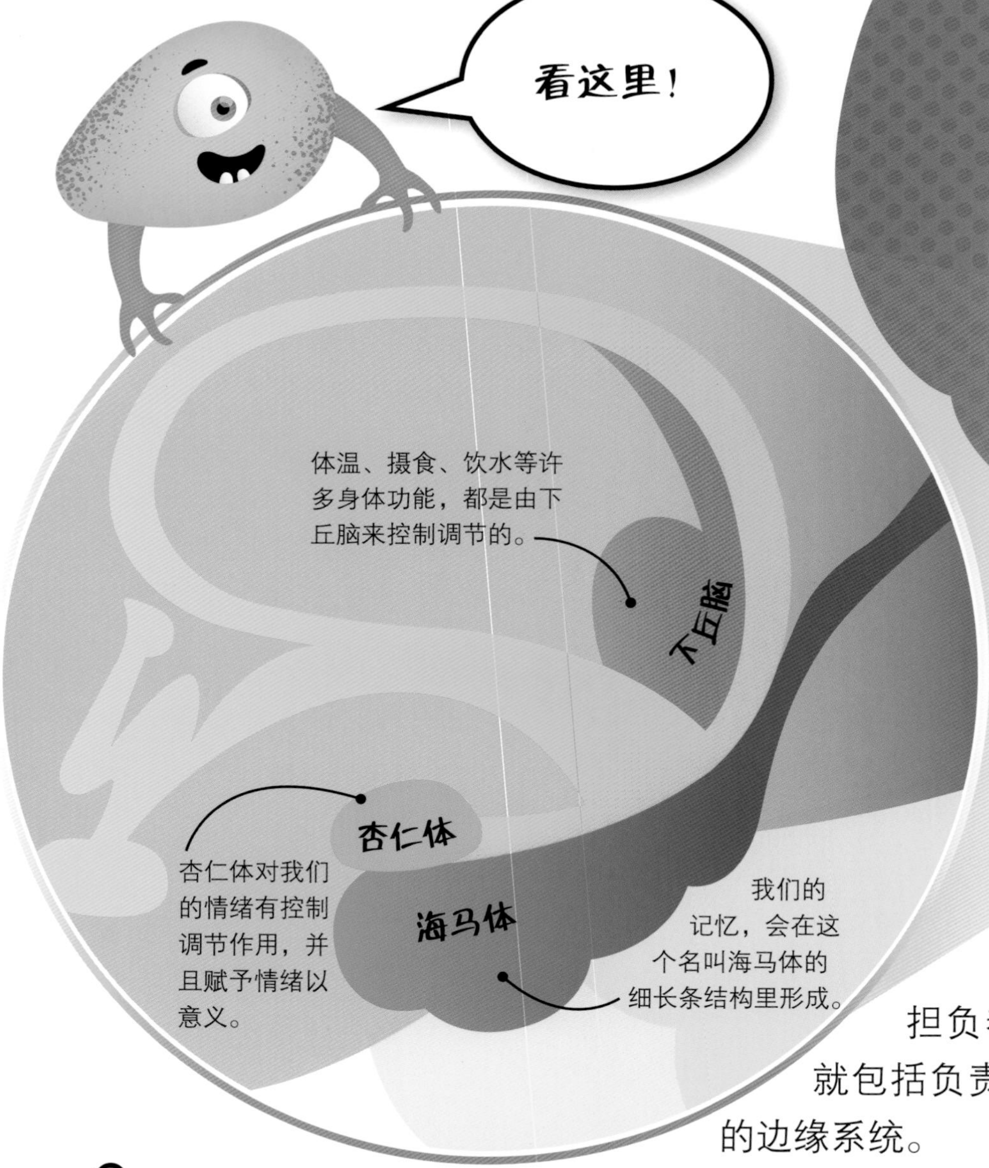

体温、摄食、饮水等许多身体功能，都是由下丘脑来控制调节的。

下丘脑

杏仁体

杏仁体对我们的情绪有控制调节作用，并且赋予情绪以意义。

海马体

我们的记忆，会在这个名叫海马体的细长条结构里形成。

一窥到底探究竟

大脑皮质下边还分布着更多脑区，它们个个都担负着非常重要的工作。这其中，就包括负责控制我们本能、记忆和情绪的边缘系统。

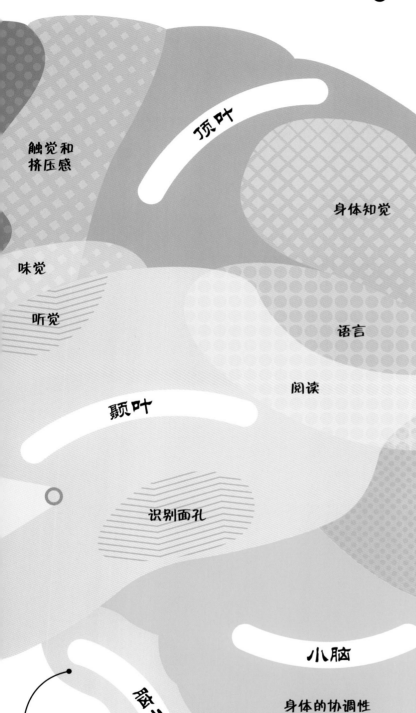

触觉和挤压感

顶叶

味觉

听觉

身体知觉

语言

阅读

颞叶

枕叶

识别面孔

视觉

小脑

身体的协调性

脑干

呼吸、吞咽和心率

大脑皮质

大脑皮质就是大脑的表层，看上去皱皱巴巴的。在大脑左右半球各有四个脑叶，分别是额叶、顶叶、颞叶和枕叶——这四个名字记起来是不是有点儿费劲？人家可是负责处理复杂思维跟活动的中心哟！

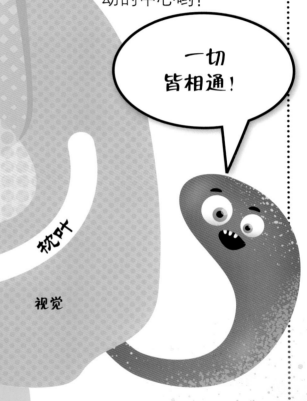

一切皆相通！

大脑皮质
只有
2.5 毫米厚。

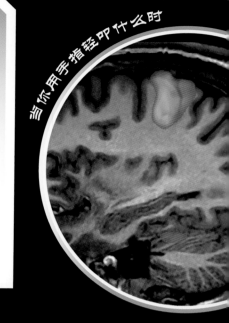

动脑研究脑

专门做脑部研究的科学家，人称**神经科学家**。为了破解脑的**秘密**，神经科学家想尽各种办法，比如他们会借助脑部扫描仪和显微镜等工具工作，他们还会研究"万一头部受伤，会给脑带来哪些影响"之类的问题。

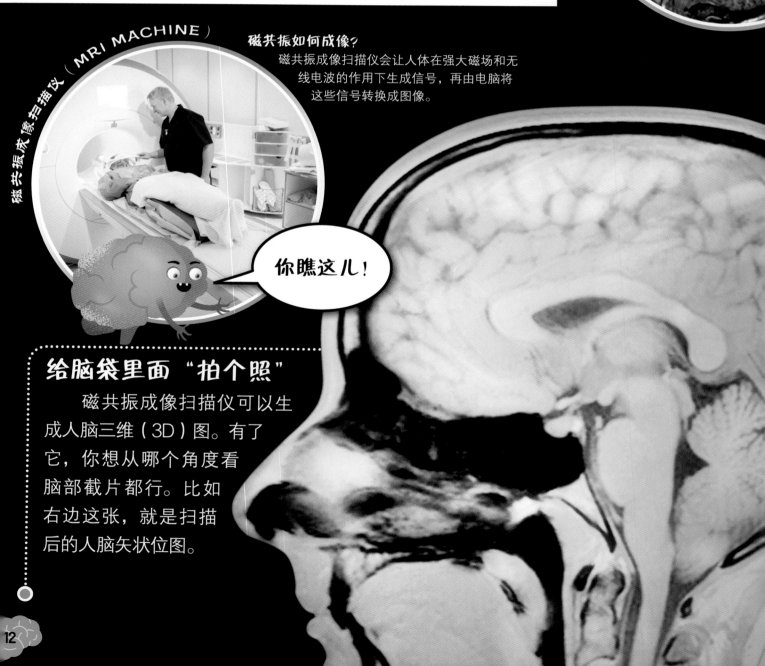

磁共振成像扫描仪（MRI MACHINE）

磁共振如何成像？

磁共振成像扫描仪会让人体在强大磁场和无线电波的作用下生成信号，再由电脑将这些信号转换成图像。

你瞧这儿！

给脑袋里面"拍个照"

磁共振成像扫描仪可以生成人脑三维（3D）图。有了它，你想从哪个角度看脑部截片都行。比如右边这张，就是扫描后的人脑矢状位图。

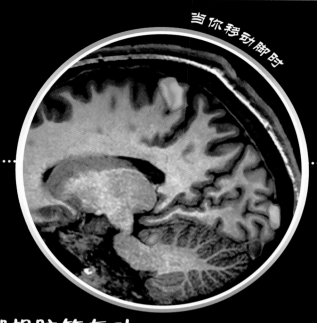

当你移动脚时

是哪根脑筋在动？

　　脑部运转时，哪个脑区变得活跃，需要的氧就会增加，富含氧的血液就会汇聚到那里为这个区域供氧；而扫描设备又恰恰能监测到血液中的氧（即血氧），于是乎 …… 图像一目了然。

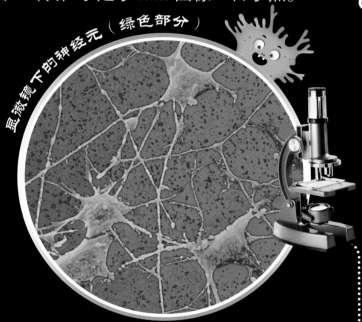

显微镜下的神经元（绿色部分）

神经元，近在眼前

　　科学家们在实验室里培养脑部或神经元样本，然后用显微镜对样本加以观察，进而搞清楚它们运转的原理和奥秘。

案例研究

　　如果人的某个脑区受了伤，那么他的脑部运转就可能随之发生改变。我们可以借由这些案例，了解不同脑区究竟是怎么分工的。

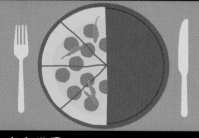

音乐记忆
一旦海马体受损，患者便再也记不住新的人、事、物。不过那些旧有的记忆，还有早先学会的技能（比如某一首音乐），他都还记得。

半个世界
某些类型的脑损伤患者，只能看见眼前世界的一半，无法对另一半做出反应。比如把这盘食物放在他们面前，他们只能看到左半边。

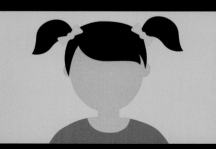

这是谁？
大脑皮质有一部分会对面孔做出反应。也就是说，一旦这部分受损，患者就认不出任何人，就连家人和朋友也形同陌路。

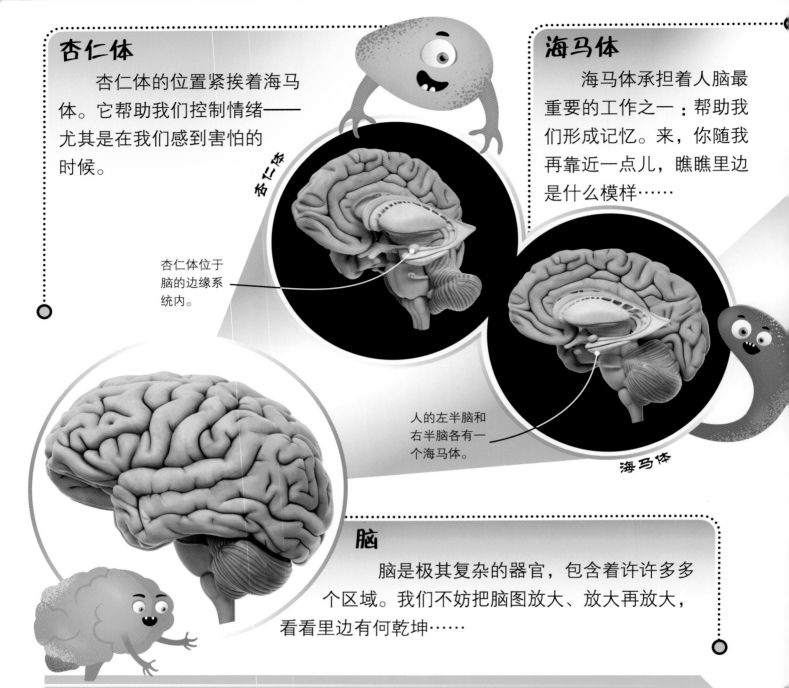

杏仁体

杏仁体的位置紧挨着海马体。它帮助我们控制情绪——尤其是在我们感到害怕的时候。

杏仁体

杏仁体位于脑的边缘系统内。

海马体

海马体承担着人脑最重要的工作之一：帮助我们形成记忆。来，你随我再靠近一点儿，瞧瞧里边是什么模样……

人的左半脑和右半脑各有一个海马体。

海马体

脑

脑是极其复杂的器官，包含着许许多多个区域。我们不妨把脑图放大、放大再放大，看看里边有何乾坤……

初识"颅"山真面目

神经科学家对脑的观察越细致，越能发现其中的奥妙。如今，我们已经可以观察到人脑的诸多部分。而了解每一部分的运转原理，对我们全面**理解**人脑将大有助益。

神经元

发现没？不管你观察脑的哪一部分，在你眼前满满当当的都是神经元。神经元也就是神经细胞，这些细胞长得跟金属丝似的，它们你牵着我、我连着你，彼此之间传递信息。

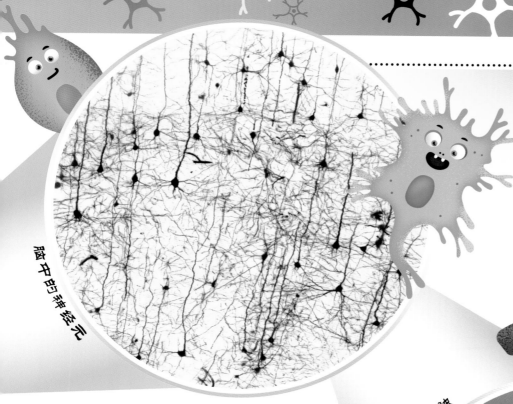

脑平的神经元

突触

尖峰信号

所谓尖峰信号并不是一种物理构造，而是电活动的一种短暂波形起伏，即电脉冲。这种小小的电脉冲会沿着神经元移动，告诉突触什么时候发送信息。

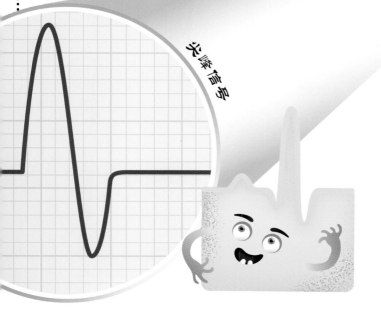

尖峰信号

突触

你要是再放大些观察，就能在神经元彼此相连的地方找到突触。这种结构会借助化学物质，把信息从一个神经元传递给下一个神经元。

脑是由什么构成的?

要想了解我们的**脑如何运转**，就得先搞清楚它**里边**究竟有何构造。脑中包含不计其数的脑细胞，还有许许多多为它们"服务"的血管。

给脑喂饱饱

脑所消耗的能量，比你身上其他任何部位消耗的都要多，所以它需要大量血液源源不断地为它送来营养和氧气。假如将脑部血管一根根首尾相连着摆放，这条"长龙"差不多有 645 千米那么长!

血管
血管枝枝蔓蔓形成的网络，将血液输送给我们的脑。

保持粉嫩软萌的"秘诀"

脑细胞含有大量脂肪，再加上脑子里没骨头，难怪人们会觉得它像个果冻。此外，脑细胞本身是奶油色的，再加上含有鲜红血液的血管遍布于脑中，所以整个脑部呈现为粉红色。

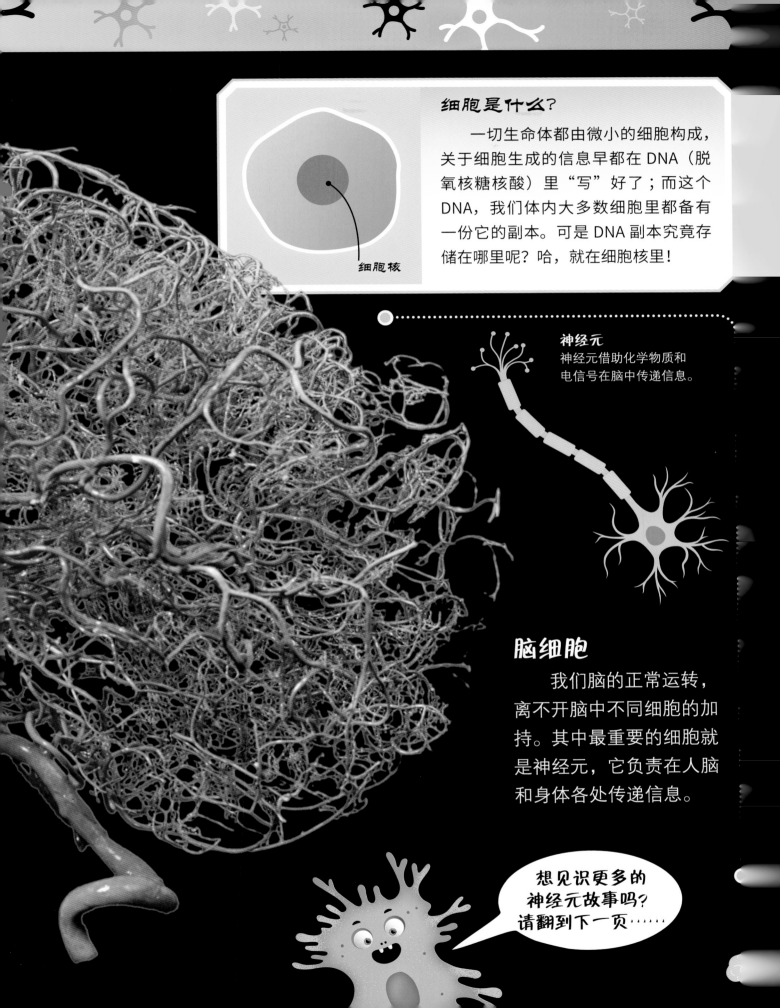

细胞是什么？

　　一切生命体都由微小的细胞构成，关于细胞生成的信息早都在 DNA（脱氧核糖核酸）里"写"好了；而这个 DNA，我们体内大多数细胞里都备有一份它的副本。可是 DNA 副本究竟存储在哪里呢？哈，就在细胞核里！

细胞核

神经元
神经元借助化学物质和电信号在脑中传递信息。

脑细胞

　　我们脑的正常运转，离不开脑中不同细胞的加持。其中最重要的细胞就是神经元，它负责在人脑和身体各处传递信息。

想见识更多的神经元故事吗？请翻到下一页……

阡陌交通尽相连

正因为人脑中有负责传递**信息**的细胞，我们才得以思考、感知和行动，科学家管这种细胞叫**神经元**。据粗略计算，人脑中含有将近 **860 亿**个神经元，此外还有 840 亿个其他类型的细胞！

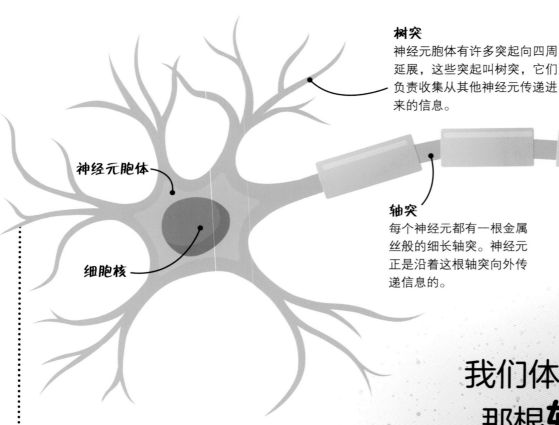

树突
神经元胞体有许多突起向四周延展，这些突起叫树突，它们负责收集从其他神经元传递进来的信息。

神经元胞体

细胞核

轴突
每个神经元都有一根金属丝般的细长轴突。神经元正是沿着这根轴突向外传递信息的。

髓鞘
大多数轴突表面都包裹着一层脂肪物质，名叫髓磷脂。有了髓磷脂构成的"鞘"（即髓鞘），信息可以传递得更快。

神经元

不论是脑，还是身体其他部位的神经，都含有神经元。一个个神经元彼此相连，形成"天罗地网"，信息便得以在这网络中游走传递。每个神经元会先收集传进来的信息，然后再将信息传给其他神经元，抑或是身体的相关部位。

我们体内最长的那根**轴突**，竟能从大脚趾一路延伸到**脑部**底端！

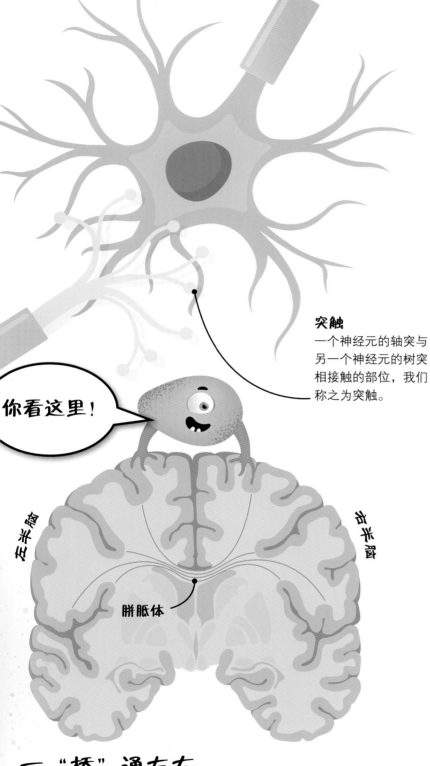

突触
一个神经元的轴突与另一个神经元的树突相接触的部位，我们称之为突触。

你看这里！

左半脑

右半脑

胼胝体

一"桥"通左右

人脑左、右两侧（也就是左半脑和右半脑）其实并非浑然一体：它俩有分开，但也有相连之处——大束大束的轴突将左半脑与右半脑连通起来。科学家们管其中最大的那一束叫胼胝体。

独木难成林

"最重要的脑细胞"称号恐怕非神经元莫属，但其他类型的脑细胞同样不可或缺！一起来认识一下这些举足轻重的"配角"吧。

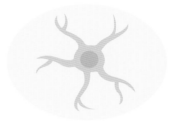

少突胶质细胞
这种脂肪细胞会包绕在脑中的轴突表面，使髓鞘得以形成。

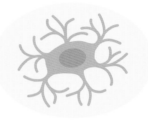

小神经胶质细胞
小神经胶质细胞会对抗进入脑部的任何病菌，并清除受损细胞的碎屑。

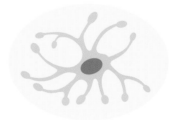

星形胶质细胞
星形胶质细胞不但参与脑部结构的形成，还为脑提供营养、修复损伤。

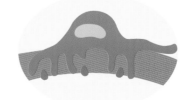

周细胞
周细胞控制血流量，血液流向脑中哪个部位，都由它来决定。

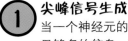

① 尖峰信号生成
当一个神经元的树突接收到了足够多的信息，在神经元胞体与轴突相接的地方就会生成一个尖峰信号。

尖峰信号

② 尖峰信号游走
紧接着，尖峰信号沿着轴突游走，从神经元胞体向突触方向移动。

尖峰信号

信息之所以能在神经元之间实现传递，靠的就是电脉冲，即尖峰信号。不同数量、不同模式的尖峰信号承载着多种多样的信息：有的是传进来的感觉信号，有的事关记忆和感觉，还有的是向外传达指令，用于操控身体。

脉冲传传传

神经元为什么能在脑部和身体其他部位的神经系统中传递**信息**？因为它有两样"法宝"：微小的**电信息**和**化学信息**。你动了什么念头也好，冒出什么想法也好，那可都是电脉冲传递的哟！

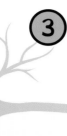

③ 一路传至下一个神经元

尖峰信号一旦抵达突触位置，便会促使化学物质释放，由这些化学物质将信息传递到下一个神经元。

假如轴突上没有髓磷脂，**尖峰信号**沿轴突游走的模样，跟海上**波涛**一路奔涌的模样还真有些相似呢。

白质与灰质

有些神经元外面会包裹着一层脂质层（也就是髓鞘），它们能让尖峰信号游走起来速度更快。这些有髓鞘的神经元看上去是白色的，而那些没有髓鞘的神经元则呈灰色。

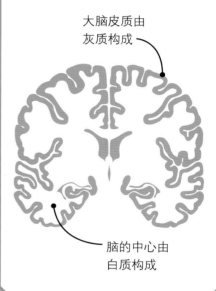

大脑皮质由灰质构成

脑的中心由白质构成

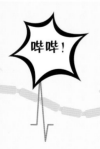

哗哗！

弱信号

神经元生成多少尖峰信号，取决于它能收到多少信息：传进来的信息越少，它传出去的尖峰信号就越少。

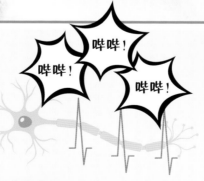

哗哗！ 哗哗！ 哗哗！

强信号

一旦收到大量信息，神经元的树突便会"一触即发"，生成大量尖峰信号。

信号渐强

举个例子，有个神经元专门负责你的饥饱问题：当你吃饱的时候，它压根儿就不生成尖峰信号；随着你胃里的食物不断被消化清空，这个神经元生成的尖峰信号就会越来越多……这样一来，它生成的尖峰信号越多，你就越觉得饿。

越过千钧一发

当一个尖峰信号游走到轴突末端，它会促使**突触**这个微小结构释放出一种名叫**神经递质**的"化学信使"。正是这种神奇的化学物质，像信使一般，将信息传递给下一个神经元。

我们脑中大部分神经元都是借由突触，与成千上万个其他神经元实现连通、传递信息的。

突触

借由突触，神经元们彼此相通相连。具体说来，突触包含三个部分：一个神经元的轴突末梢，一个微小间隙，外加另一个神经元的树突末梢。化学信息越过这道间隙，差不多只需要千分之一秒！

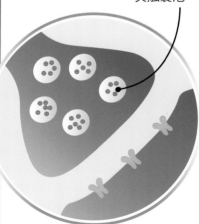

突触囊泡

蓄势待发
轴突末端有小小的圆形囊泡，其中存储着神经递质。神经元处于安静状态时，这些囊泡也"按兵不动"，但它们个个蓄势待发，只等一声令下。

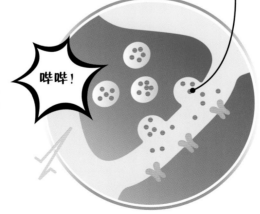

神经递质越过突触间隙

哔哔！

释放神经递质
当一个尖峰信号抵达突触，在其作用下，一些突触囊泡会一直走到轴突末梢尽头，将囊泡里的神经递质释放到间隙中。

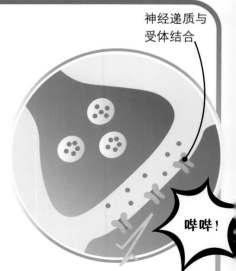

神经递质与受体结合

哔哔！

信息得以传递
神经递质在间隙中弥散开来。一旦抵达下一个神经元，它便会与那里的受体结合，从而改变这个神经元的电活动，促使它也生成尖峰信号。

是走还是停？

突触有两种类型：一种是兴奋性的（"走！"），另一种是抑制性的（"停！"）。神经元们会将接收到的所有"走！"与"停！"的信号汇总在一起，进而决定到底要不要生成尖峰信号。

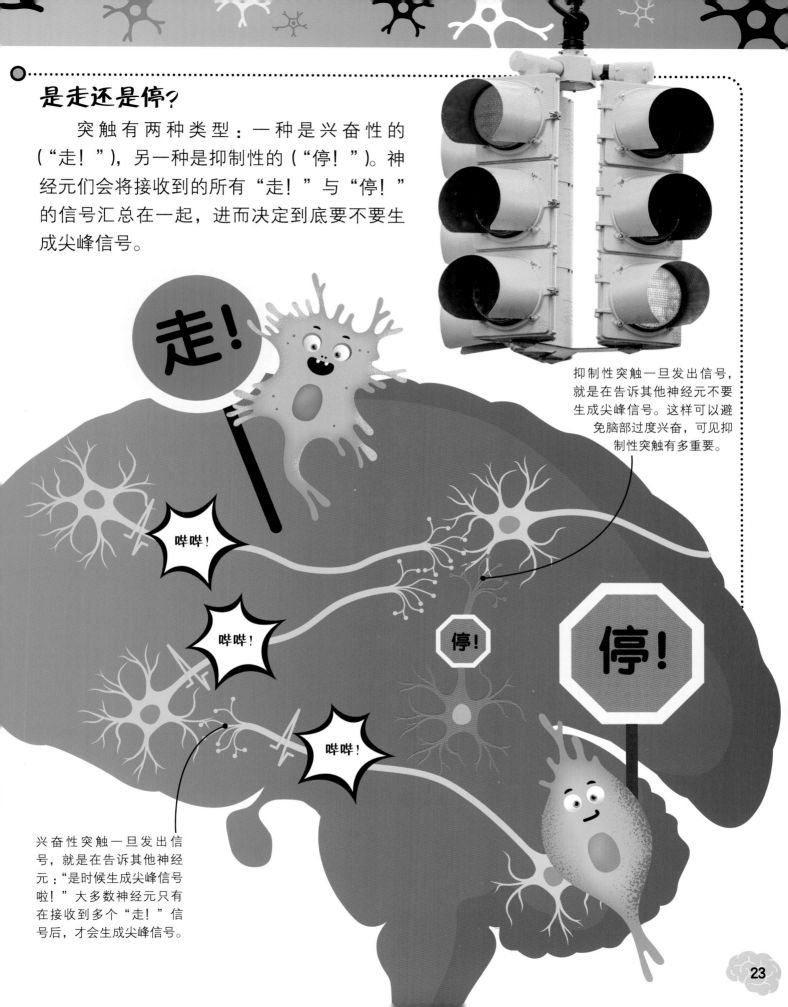

走！

哗哗！

哗哗！

哗哗！

停！

停！

抑制性突触一旦发出信号，就是在告诉其他神经元不要生成尖峰信号。这样可以避免脑部过度兴奋，可见抑制性突触有多重要。

兴奋性突触一旦发出信号，就是在告诉其他神经元："是时候生成尖峰信号啦！"大多数神经元只有在接收到多个"走！"信号后，才会生成尖峰信号。

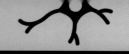

反射

反射是对外界某个特定刺激的自动反应，比如当我们的鼻子被什么东西刺激到时，就会打喷嚏。所有动物都会出现反射现象，但这些反射活动有些需要脑的参与，有些根本不需要。因为尖峰信号能直接从感觉器官一路游走到脊髓，然后直接返回到肌肉部位，促使其做出反应。

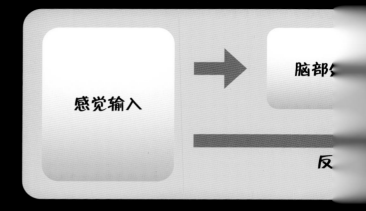

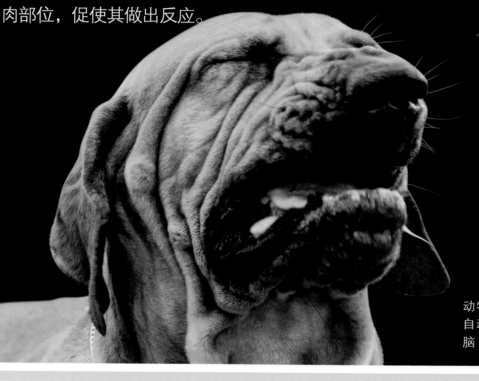

动物通过打喷嚏这个动作直接自动清理了鼻腔，根本不需要脑"三思而后行"地下指令。

脑研究：
先登堂，后入室

我们人类的脑**精妙复杂**，于是很多神经科学家会先去研究动物的脑，因为它们的脑部构造看起来更直观，功能更**简单**。这样，神经科学家先把脑的**基本运转方式**搞清楚，我们才能更好地去了解各种各样的脑。

反射与思考

动物要想生存于世，每时每刻都离不开脑和神经系统的信息传递。有些动物拥有最简单的脑，这种脑基本上光靠反射便已经足够。相比之下，思考就显得慢了一些，因为对会思考的动物来说，它一旦想做什么，新的感觉信息就会和既有的经验、判断等想法杂糅在一起，总得思考一番后，才能选择合适的行动。也就是说，脑部构造越复杂，思考得就越多。

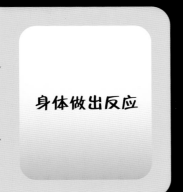

身体做出反应

对秀丽隐杆线虫（C.elegans）来说，单靠反射便已足够它生存之用。不管你触碰了它哪一端，这种线虫都会自动朝反方向爬走。

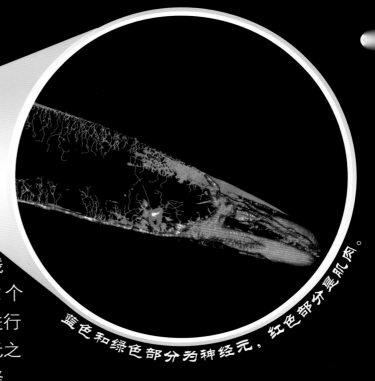

蓝色和绿色部分为神经元，红色部分是肌肉。

"头脑简单"的线虫

一些神经科学家对一种名叫秀丽隐杆线虫的微小蠕虫加以研究，发现它一共有 302 个神经元。眼下，科学家正在对这些神经元进行观察，看信息如何在这种线虫的全部神经元之间传递，以便对它的简单行为做出科学解释。

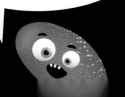

不是所有动物都长了脑子哟！

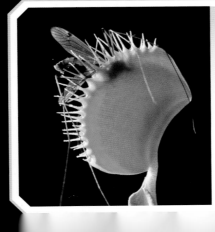

植物与动物

动物不能不长脑子，因为它们或走或飞或游，动来动去走四方。而植物呢，终其一生都待在固定位置，所以不需要长脑子。不过话又说回来，有些植物（比如捕蝇草）别看它没有神经元，照样能快速行动！

可别小瞧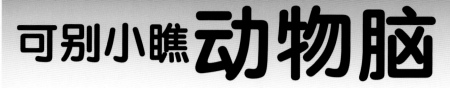

地球上生活着数百万不同种类的动物，它们的脑也**各具特色**。说到底，一种动物的生存和生活方式，跟这种动物的脑部结构有着密切的联系。

"足智"多谋

章鱼有八根腕足，每根腕足上都自带"迷你脑"，也就是科学家所说的神经节。靠着这些"聪明"的腕足，章鱼捕猎物、搞探险、尝味道，统统不在话下。

腕足
章鱼每根腕足都能独自行动，基本不需要主脑来告诉它该做什么。

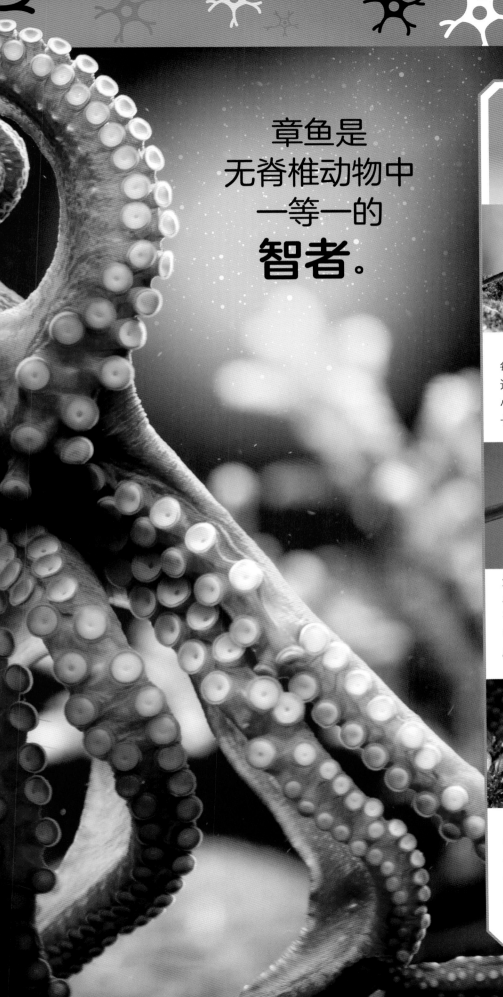

章鱼是
无脊椎动物中
一等一的
智者。

千奇百怪脑不同

你看下边这三种生物的脑，就与我们人类的脑大不相同！

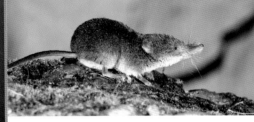

"缩头缩脑"

每逢寒冬食物匮乏，为了节省能量，普通鼩鼱的脑部和颅骨会自然而然地缩小。待到春回大地，鼩鼱的脑子也跟着长回来了！

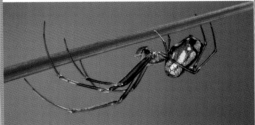

迈开脑子大步走

小型蜘蛛身量虽小，脑子却很大很能干，张罗织网、捉虫什么的不在话下。有些种类的蜘蛛，脑部占整个身体的80%不说，还会溢出到腿里去！

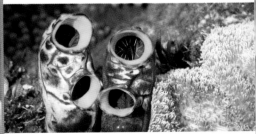

"无脑怪侠"

说起海鞘的脑，那可真是一段从有到无的传奇！海鞘幼体原本能在海中自由游动，然而一旦成年，它们就会黏附在岩石上，脑子也就没啥用了。随着海鞘一天天长大，它们会将自己的脑慢慢吸收殆尽。

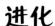

进化

我们人类是猿类家族的一员。有些古人类物种早已从地球上消失，通过研究他们的化石，我们才知道现代人类如何进化成今日这副模样。科学家正是通过对比研究不同大小、不同形状的颅骨化石，才慢慢摸索出人类进化的过程来。

直立人

直立人像现代人一样直立行走，脑部比能人的更大。它们会使用石斧，可能还会生火。

能人

跟大多数猿类相比，能人的颅骨越发延展开来，容量更大，面部和牙齿则显得更小些。能人会使用更复杂的石器。

非洲南方古猿

这种猿生活在非洲，拥有某些与人类相似的特征。它可以靠双足行走，颅骨比较圆，而且可能会使用简单的工具。

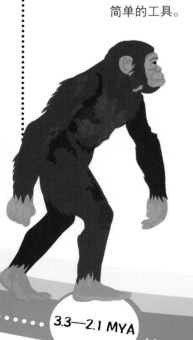

3.3—2.1 MYA

2.4—1.6 MYA

1.8MYA—100,000 BCE

人脑不是一天长成的

为了搞清楚人类的起源，科学家们研究了**化石**，还研究了人类的近亲。他们发现，在人类漫长的**进化**过程中，一个最重要的变化，就是人类的脑**由小变大了**。

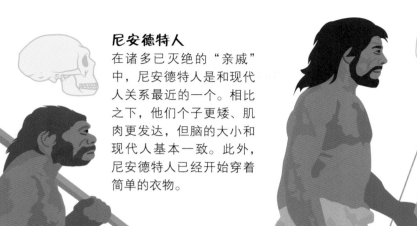

尼安德特人

在诸多已灭绝的"亲戚"中，尼安德特人是和现代人关系最近的一个。相比之下，他们个子更矮、肌肉更发达，但脑的大小和现代人基本一致。此外，尼安德特人已经开始穿着简单的衣物。

智人

我们智人大约在30万年前实现了进化，从那以后，我们的脑并没有太大变化。但随着人类后天习得经验的变化，一代代人的生活方式也就自然变得不同。

300,000 BCE——
今天

400,000——
40,000 BCE

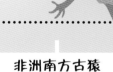

家谱

进化之路绝不是一条孤零零、直挺挺的线。我们的猿类始祖曾一度繁衍出许多人类物种分支，但只有一个分支演化成了今天的现代人类。

非洲南方古猿
│
能人
│
直立人
│
尼安德特人　　智人

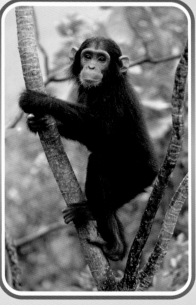

近亲

就迄今依然存在的物种来说，黑猩猩是人类的近亲，它们99%的DNA都和我们人类一样！黑猩猩的脑只有我们人类的1/3大，不过它们也会制造和使用简单的工具。

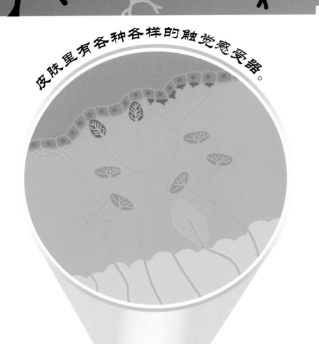

皮肤里有各种各样的触觉感受器。

在触摸中
感受这世界

你的身体**表面**到处分布着微小的感受器。每当皮肤**接触**到外界的什么东西，这些**感受器**便会感觉到这种刺激。不同的感受器能感觉到触、温、痛等各种外界刺激。

触觉轴突
这条长长的轴突，沿着触觉神经元，从你的指尖一路延伸到脊髓。

皮肤为何有感觉？

皮肤中的感受器细胞能敏锐察觉到来自外界的触、压等刺激，而触觉神经元又与感受器细胞紧密相连。至于其他不和感受器细胞相连的神经元，则能感受到触、温、痒、痛等刺激。

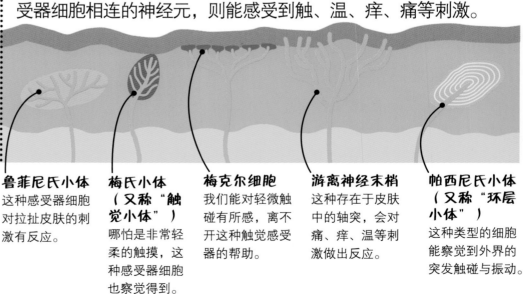

鲁菲尼氏小体
这种感受器细胞对拉扯皮肤的刺激有反应。

梅氏小体（又称"触觉小体"）
哪怕是非常轻柔的触摸，这种感受器细胞也察觉得到。

梅克尔细胞
我们能对轻微触碰有所感，离不开这种触觉感受器的帮助。

游离神经末梢
这种存在于皮肤中的轴突，会对痛、痒、温等刺激做出反应。

帕西尼氏小体（又称"环层小体"）
这种类型的细胞能察觉到外界的突发触碰与振动。

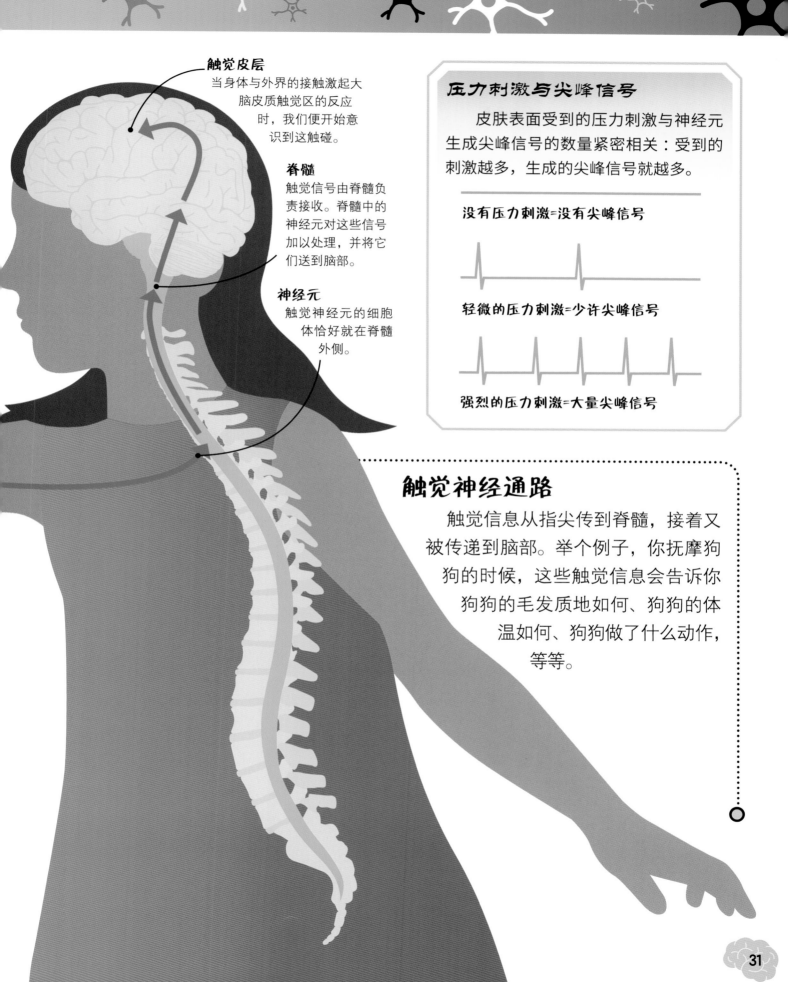

触觉皮层
当身体与外界的接触激起大脑皮质触觉区的反应时，我们便开始意识到这触碰。

脊髓
触觉信号由脊髓负责接收。脊髓中的神经元对这些信号加以处理，并将它们送到脑部。

神经元
触觉神经元的细胞体恰好就在脊髓外侧。

压力刺激与尖峰信号

皮肤表面受到的压力刺激与神经元生成尖峰信号的数量紧密相关：受到的刺激越多，生成的尖峰信号就越多。

没有压力刺激=没有尖峰信号

轻微的压力刺激=少许尖峰信号

强烈的压力刺激=大量尖峰信号

触觉神经通路

触觉信息从指尖传到脊髓，接着又被传递到脑部。举个例子，你抚摩狗狗的时候，这些触觉信息会告诉你狗狗的毛发质地如何、狗狗的体温如何、狗狗做了什么动作，等等。

闻见草莓香

物体散发气味，是因为它们向空气中释放出化学物质。我们的鼻子里有各种各样的神经元，它们的感受器能够识别不同的化学物质。而且嗅觉神经元数量众多，就算好几种化学物质混合在一起形成某种气味，它激起的也不过是一小部分神经元的反应而已。

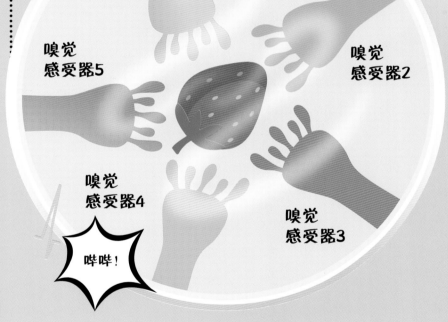

你的鼻子里有400个不同的嗅觉感受器。

嗅觉感受器1

嗅觉感受器2

嗅觉感受器3

嗅觉感受器4

嗅觉感受器5

哗哗！

在所有动物中，**大象**拥有的嗅觉感受器最多——超过**2000**个！

仿若时光倒流

为什么有些人会对气味存有强烈的印象？只要一闻到那熟悉的气味，他仿佛瞬间回到了彼时彼地，昔日的回忆就此被唤醒……原来，嗅觉信息被传送到人脑的通路，与负责处理记忆和情感的脑区恰好是连通的。

嗅觉与味觉

不论嗅觉还是味觉，都是由**化学物质**触发的：你能"闻"到气味，是因为你将空气中的某些化学物质吸进了**鼻子**；而食物中的化学物质，会激发你**舌头**上的味蕾做出反应。

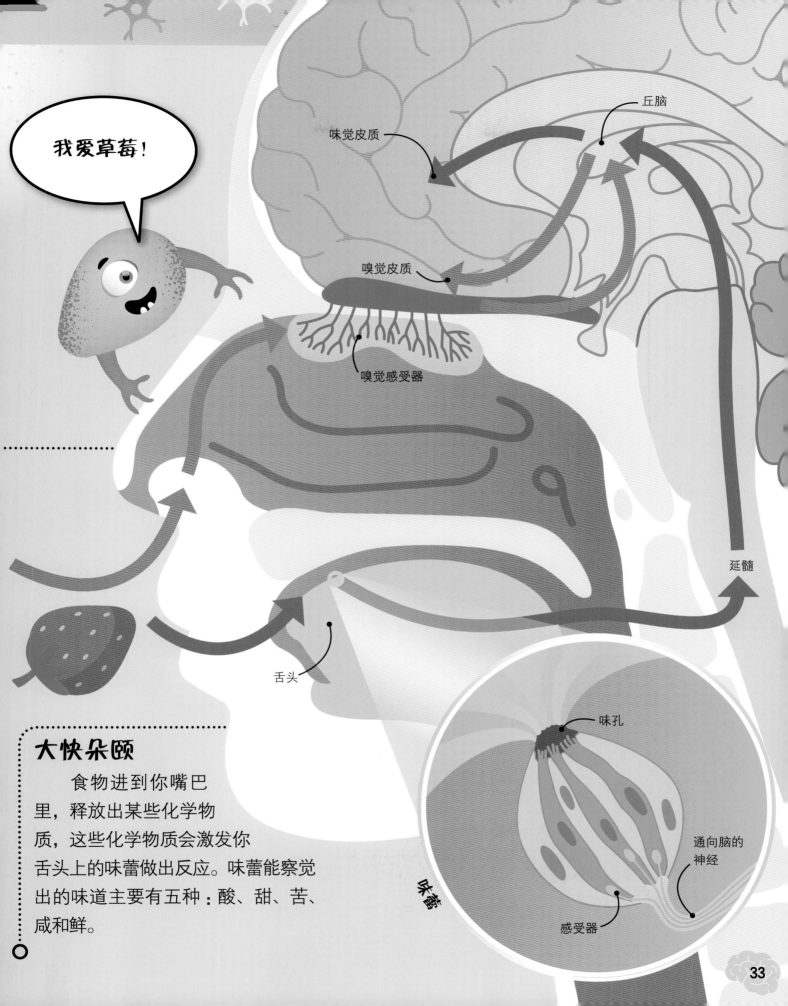

大快朵颐

食物进到你嘴巴里，释放出某些化学物质，这些化学物质会激发你舌头上的味蕾做出反应。味蕾能察觉出的味道主要有五种：酸、甜、苦、咸和鲜。

视觉

我们能看见东西，是因为我们有眼睛这种器官：先是外界光线经由瞳孔进入眼球，眼球后部的感光细胞一旦察觉到光线，便会向脑发出信号，最终由脑生成图像。

① 光

光的基本粒子叫光子。一束光照过来，其实也就是许许多多光子朝着同一方向运动，形成光子束。当光子进入眼球，触及眼睛里的感受器，电信号便形成了。

② 角膜

角膜是覆盖在眼球上的透明部分。它保护着眼睛，同时正因为它透明，光线才进得来。

③ 瞳孔

眼睛中央的那个黑色小圆孔叫瞳孔，它是光线进入眼睛的"入口"。在虹膜的控制下，瞳孔或缩小或放大。

④ 虹膜

这块扁圆形的环状肌有颜色——没错，就是你眼睛的颜色。在黑暗环境中，虹膜会让瞳孔放大，好让更多光进到眼睛里面来；反之，当四周光线明亮时，虹膜就会让瞳孔缩小。

⑤ 晶状体

透明的晶状体会改变形状，以便将进入眼球的光子集中到视网膜上。

一双慧眼看天下

视觉对我们人类来说至关重要。眼睛将**光线**聚拢收集起来，进而把它转化成神经信号，发送给脑；脑再用这些信号**成像**，大千世界就此呈现。

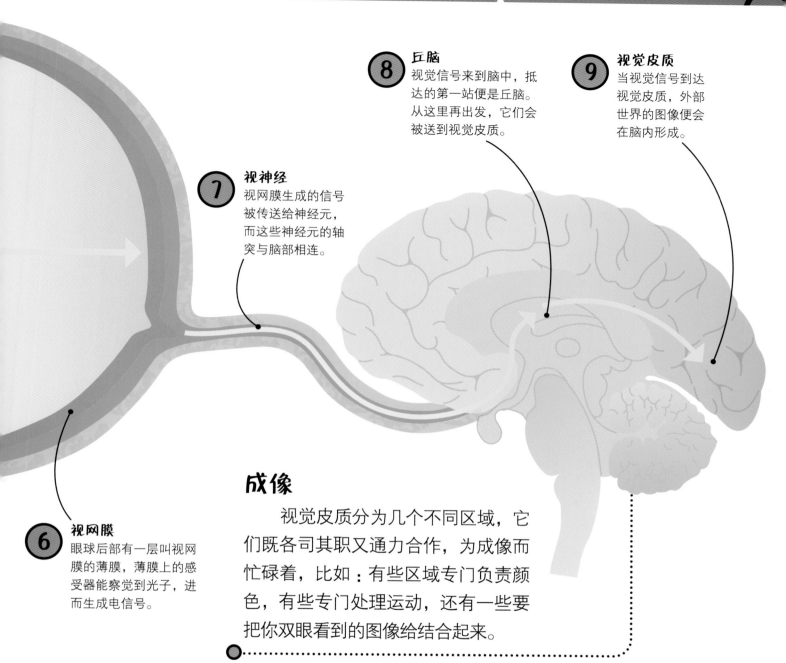

丘脑
8 视觉信号来到脑中，抵达的第一站便是丘脑。从这里再出发，它们会被送到视觉皮质。

视觉皮质
9 当视觉信号到达视觉皮质，外部世界的图像便会在脑内形成。

视神经
7 视网膜生成的信号被传送给神经元，而这些神经元的轴突与脑部相连。

视网膜
6 眼球后部有一层叫视网膜的薄膜，薄膜上的感受器能察觉到光子，进而生成电信号。

成像

视觉皮质分为几个不同区域，它们既各司其职又通力合作，为成像而忙碌着，比如：有些区域专门负责颜色，有些专门处理运动，还有一些要把你双眼看到的图像给结合起来。

视错觉

脑子再聪明，也有出错的时候。比如右边这张图，图中繁多的颜色和形状会跟我们的脑开玩笑，让它误以为这图案在动。这种现象被称作视错觉。

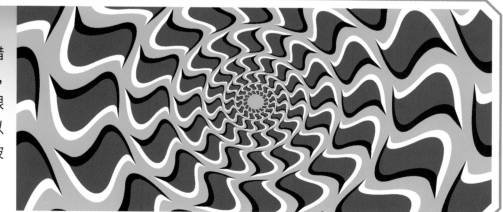

听觉

我们的耳朵之所以能听到声音，是因为耳内的感受器细胞（也被称作耳毛细胞）。当声振动一路传进耳朵，耳毛细胞会将其转化为电信号。而最终，这些信号又会被脑转化成声音。

耳蜗里的耳毛细胞

③ 锤骨、砧骨和镫骨
耳朵中间部位依旧是充满空气的。这里有三块听小骨，分别叫锤骨、砧骨和镫骨。鼓膜一振动，就会连带着它们仨一起动。

② 鼓膜
声波抵达这层薄膜，促使其振动。

① 声波
声音以振动形式在空气中传播。

④ 前庭窗
镫骨一振动，便会敲击这个椭圆形的膜状孔，也就是前庭窗。就这样，它们一个连着一个，将振动传送进充满液体的内耳，也就是耳蜗。

⑤ 耳蜗
内耳包含耳毛细胞，呈螺旋状。正是耳毛细胞将振动转化成了电信号。

耳听八方来声

树上传来的**燕语莺啼**，你听到了吗？那是**空气的振动波**。你之所以能听到它，是因为你的耳朵把振动波转化为信号，并将其传送到**脑**。

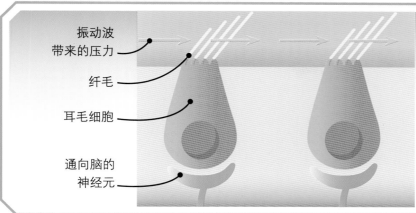

振动波
带来的压力

纤毛

耳毛细胞

通向脑的
神经元

耳毛细胞

耳毛细胞位于耳蜗内,每个耳毛细胞顶端都长着一丛小小的纤毛。当振动在耳蜗里的液体中穿行,纤毛会被它带着倒向一侧——电信号就在这种偏离中诞生,并最终被传送到脑部。

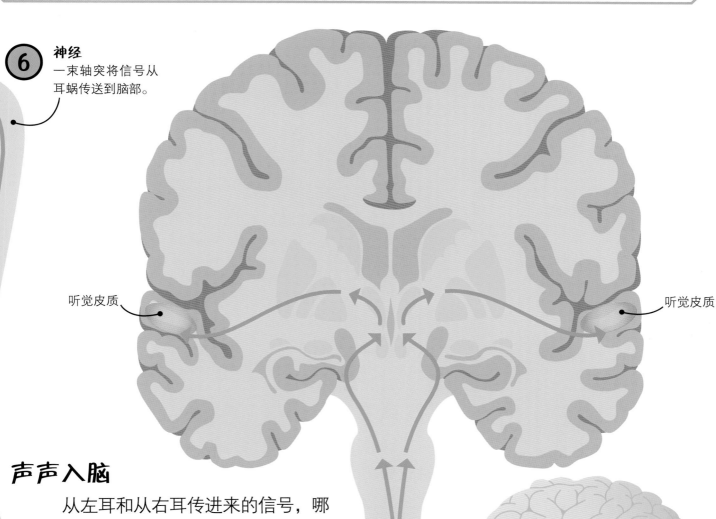

6 **神经**
一束轴突将信号从耳蜗传送到脑部。

听觉皮质

听觉皮质

声声入脑

从左耳和从右耳传进来的信号,哪个来得更早?人脑接收到声音信息后会进行比较,进而判断声音是从哪个方向传过来的。

听觉皮质
当信号抵达脑部左侧(或右侧)的听觉皮质,人便会听到声音。

一举一动有来头

　　人类日复一日做的事情多到数不清，细琢磨下，你说哪件事不用动弹就能做成？找吃的需要动，逃离险境需要动，玩耍时你得动，锻炼时你更得动。说来说去，你有想过自己是靠什么**动**起来的吗？答案是——脑。正是脑，借由操控遍布身体各处的**肌肉**，才让我们实现了一举、一动。

肌肉满当当

　　这就是我们人体皮肤之下的模样！肌肉大部分附着在骨骼上，是肌肉牵拉骨骼使其发生了移动，身体才做得出动作来。

弯曲
肱二头肌收到收缩信号时，手臂便会弯曲。

伸直
肱三头肌收到收缩信号时，手臂便会伸直。

或弯或直

　　肌肉通常是成双成对地工作，比如你手臂上的肱二头肌和肱三头肌，就是一对好搭档，它俩皆听从神经系统的指挥安排。当你的脑发出信号，下令让肌肉收缩（也就是让它缩短），手臂便动了起来。那没信号指令的时候呢？肌肉当然就保持放松咯。

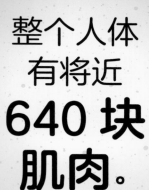

整个人体
有将近
640 块
肌肉。

运动皮质

　　说起对我们一举一动的控制，大脑皮质中这三个区域其实都有参与。它们与脑内其他结构相互协作，帮你完美完成每一个动作。

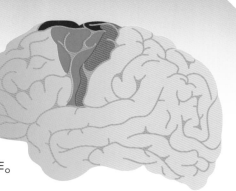

一切都要刚刚好

　　想把球投得不偏不倚刚刚好？那你就必须指挥手臂、双手、手指这"三军"的肌肉，在刚刚好的时间做出刚刚好的动作。至于何时动、动多动少，则由脑来"调兵遣将"，协调各部分肌肉顺利合作。

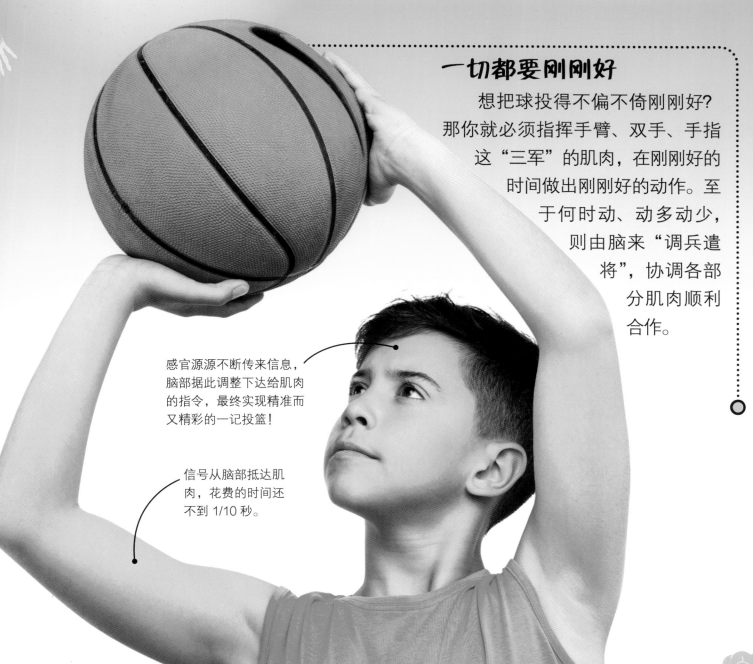

感官源源不断传来信息，脑部据此调整下达给肌肉的指令，最终实现精准而又精彩的一记投篮！

信号从脑部抵达肌肉，花费的时间还不到 1/10 秒。

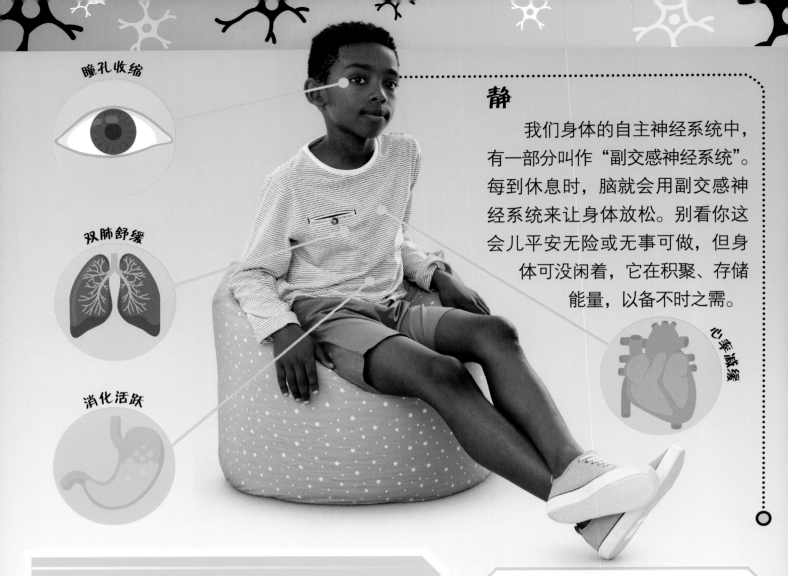

瞳孔收缩

双肺舒缓

消化活跃

静

我们身体的自主神经系统中，有一部分叫作"副交感神经系统"。每到休息时，脑就会用副交感神经系统来让身体放松。别看你这会儿平安无险或无事可做，但身体可没闲着，它在积聚、存储能量，以备不时之需。

心率减缓

时刻 准备着

你的身体接下来要做什么，是要**放松休息**一下，还是如箭在弦上**蓄势待发**？不管是哪种，脑都会尽其所能对你的身体进行全方位调控，好让它处于适应状态。那么，脑是如何做到这一点的呢？它是通过遍布于全身的诸多神经，也就是**自主神经系统**来实现的。

调节快慢

你越是活跃，身体需要的血液就越多。心脏固然一直在跳，但自主神经系统有本事让它跳得更快或更慢。

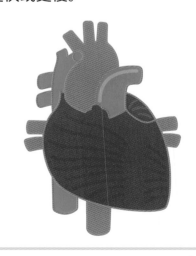

瞳孔放大

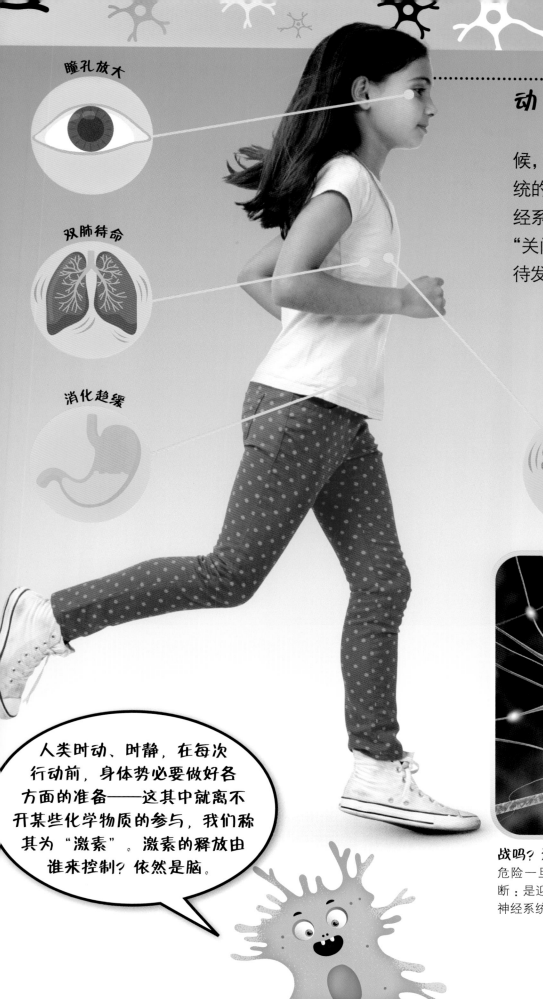

双肺待命

消化趋缓

心率增加

动

当身体需要活动的时候，脑就会动用自主神经系统的另一个部分——交感神经系统。于是，消化系统被"关闭"，身体其他部位蓄势待发。

人类时动、时静，在每次行动前，身体势必要做好各方面的准备——这其中就离不开某些化学物质的参与，我们称其为"激素"。激素的释放由谁来控制？依然是脑。

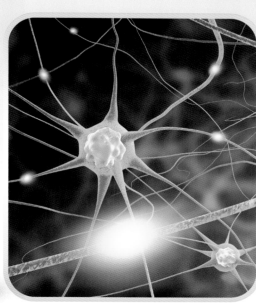

战吗？逃吗？
危险一旦近在眼前，我们必须迅速做出决断：是迎险而上，还是一逃了之？人的交感神经系统会让身体做好准备，二中选一。

知你所需!

你何时饱,何时饿?你什么时候觉得太冷,什么时候又感觉太热?……这些,我们的脑不但统统**知道**,而且还晓得接下来该怎么做。就拿你肚子饿这事儿来说吧,脑究竟是如何意识到你"饿",进而发出**信号**让你"吃"的?我们不妨一起捋一捋这其中的来龙去脉。

你将食物吃了下去,身体渐渐将它吸收,把它所蕴藏的能量消耗殆尽,然后……你再一次感觉到"饿"。

① 感觉到"饿"

胃一旦空空如也,就会释放出一种名叫胃饥饿素的激素(化学信使)。胃饥饿素随血液流入脑部,附着在各种神经元上,让你产生饥饿感。

② 找吃的去

不管是自己找吃的,还是问谁要吃的,人只要一饿,总归是得吃点什么。此时此刻,但凡是闻起来或看起来像食物的东西,脑都会帮你多加留意。

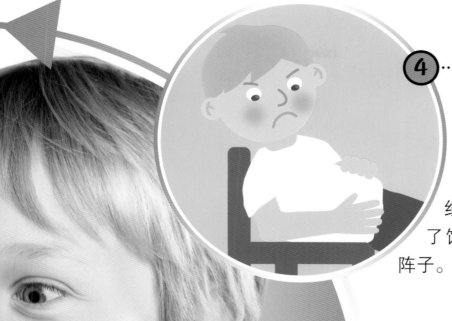

④ 感觉到"饱"

你已经吃得足够多啦，此时位于胃下方的肠道释放出激素，用这些信号告诉脑部："食物都已经走到我这儿来啦！"于是你有了饱腹感，嘴巴也终于能消停上一阵子。

③ 把肚皮填满

有吃的啦，赶紧大快朵颐一番！当胃被渐渐填满，它也就不再生成胃饥饿素了。此时胃部的神经元会向脑部传送信息，告诉它："我已经被撑大啦！"

下丘脑是大脑中控制饥饿感的最重要的部分。

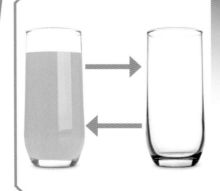

负反馈

每当你饿了或是饱了，脑和身体便会协同合作，让你的行为发生逆转，从而让这种感觉消失。脑和身体正是用这种"负反馈"的方法，让你状态稳定，感觉一切都"刚刚好"。

胎儿的脑部发育

在生命诞生的初始阶段，起先形成的，是一种名叫神经管的结构。而后，在这个结构的基础上，脑和脊髓渐渐生长了出来。胎儿在母亲子宫里时，脑部发育得特别快——等到出生时，它就跟一个大橘子差不了多少。

3周

胚胎形成后没多久，神经管便开始发育。这里所说的"胚胎"，专指子宫里2～8周大的宝宝。

6周

胚胎不断发育，发育最快的当数神经管前端，它会逐渐分化成几个不同的部位。

9周

到了9周大时，从神经管分化出的几个部位，开始形成有模有样的脊髓、后脑、中脑和前脑。此时子宫里的宝宝不再叫"胚胎"，我们应该称其为"胎儿"。

颜色所示分区
- 前脑
- 中脑
- 后脑
- 脊髓

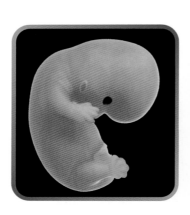

8周大的
人类胚胎，
只有**树莓**
那么大！

人脑诞生记

我们人类的脑，早在胚胎时期就已经开始形成，并随着胎儿一同在母亲子宫里发育。在这个过程中，胎儿的脑部**发育**受制于哪些因素呢？一是胎儿 DNA 里的遗传指令，二是胎儿从**感官**上接收到的外界刺激。

节省空间

　　大脑皮质其实就是服服帖帖地覆在脑表面的一层神经元。由于颅骨内空间有限，它没法保持平整，只能皱皱巴巴地"委曲求全"。举个例子：把一张纸揉成团，你会发现它所占的空间确实变小了不少。

13周

接下来的几周里，前脑发育得最快。到第13周的时候，胎儿的脑部在形状上已经跟成年人的差不多，但是尺寸上还差得远哩。

25周

25周时，胎儿的脑部表面依旧比较平滑。不过随着脑一天天发育变大，褶皱逐渐开始出现。中脑到了这个阶段，已然被"包裹"进了脑部里面。

40周

长到40周左右时，胎儿通常就会成为呱呱坠地的婴儿。婴儿的脑部在形态上与成年人的接近，大小却只有成年人的1/3。这会儿它能做的还不多，可光是让婴儿用哭来惹你注意，就已经够受的了！

茁壮成长的大脑

婴儿出生之后，其脑部的**发育**之路也还长着呢！接下来，它的生长总体来说是听命于 DNA 的安排，不过，与外界互动所带来的**体验、经历**，同样会对人脑发育产生重要影响。

环境的力量

科学家研究发现：与寸步不离自己小窝的老鼠相比，那些探过更多路、张罗更多事的老鼠，脑部发育得更大，脑内神经元之间的联系也更多。在鼠界，谁更忙，谁就拥有更聪明的脑袋瓜！

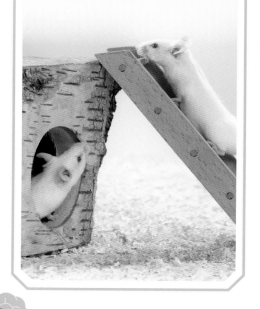

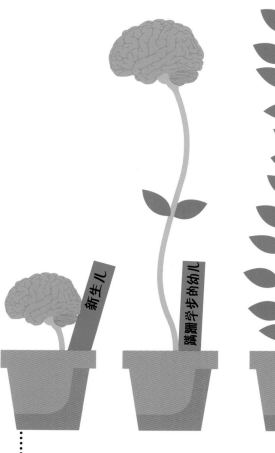

新生儿　蹒跚学步的幼儿　青少年　成年人

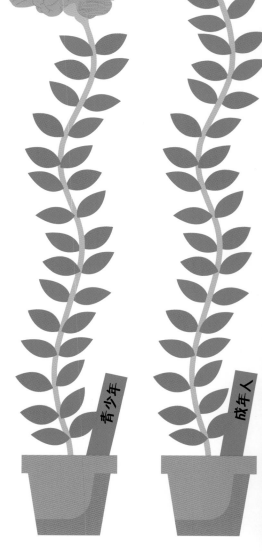

先快后慢

出生时，婴儿脑部的大小，差不多是成年人的 1/3。出生后的第一年，它的体积会迅速翻倍，但此后却发育得越来越慢……直到 20 岁左右发育完全。

此消彼长

　　婴儿出生时，他/她脑内的神经元几乎都已成形。不过此时的神经元不仅结构简单，而且彼此间几乎没什么联系。在接下来的日子里，随着学习和积累，以及与外界的互动，其中一些突触会退化，而另外一些突触则变得越发敏锐。

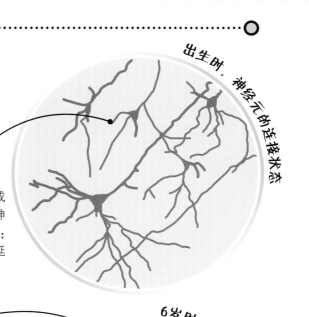

出生时，神经元的连接状态

长出来
婴儿不断发育成长，他/她的神经元也是如此：它们向周遭延伸，彼此相连。

多起来
随着时间的推移，突触形成得越来越多——哎哟，脑其实不需要这么多突触！

6岁时，神经元的连接状态

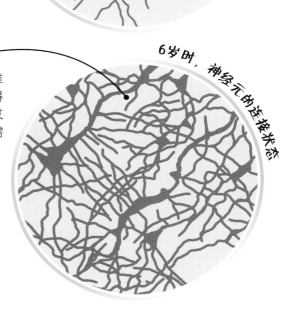

14岁时，神经元的连接状态

消下去
渐渐地，有些突触退化消失，只有那些最常用的强健突触才得以留存。

47

脑如何**学习**？

脑能学会海量的东西，哪怕是极复杂烦琐的也不在话下。那它是怎么学的？其实呀，脑习得**知识**的基本方式，离不开"用进废退"这四个字：越是**勤动脑**，让神经元之间的**突触**活跃起来，这些突触就越能得到强化，也就越发地强健敏锐起来！

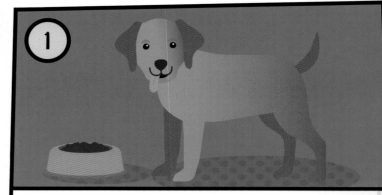

基于漫长的进化，时至今日，动物脑打从一成形开始就已经具备了某些本能。比如狗狗的脑，天生认定肉的气味就等于好吃的，而它们喜欢好吃的！

在关联中学

脑特别擅长联系，也就是说，它能将不同的事关联在一起。假设有两件事同时发生，就会促使人脑中的多组神经元生成尖峰信号——神经元的突触因此得到强化，神经元之间的联结也由此变得紧密起来。对脑而言，万事皆可相关联。

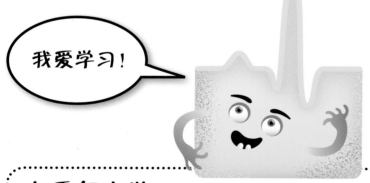

我爱学习！

在重复中学

我们常说的"熟能生巧"，就是因为：当某些神经元同时反复生成尖峰信号，它们的突触就会在这种刺激下越发得到强化。经过这样一番练习后，脑就能把你需要做的记下来，日后也能轻而易举地想起来。

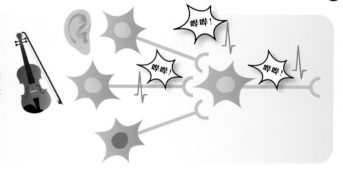

比如学习小提琴，你需要将拉琴的动作跟乐谱上的音符关联起来。

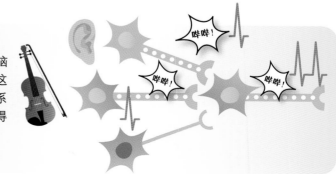

经过一番练习，脑中那些能将拉琴这一动作与音符联系起来的突触就会得到强化。

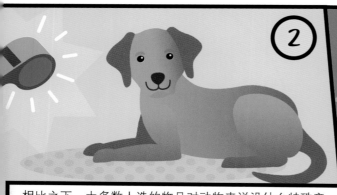

② 相比之下，大多数人造的物品对动物来说没什么特殊意义。可如果这东西的确很重要呢？那就离不开后天的学习与练习。举个例子：人造出来的哨子，对狗狗而言原本毫无意义。

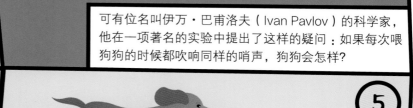

③ 可有位名叫伊万·巴甫洛夫（Ivan Pavlov）的科学家，他在一项著名的实验中提出了这样的疑问：如果每次喂狗狗的时候都吹响同样的哨声，狗狗会怎样？

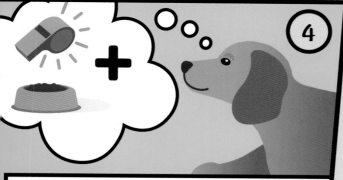

④ 他如此坚持了一阵子后，狗狗一听到那哨声，便知道食物来了。狗狗脑中负责对食物做出反应的神经元，就这样在哨声的刺激下活跃了起来。

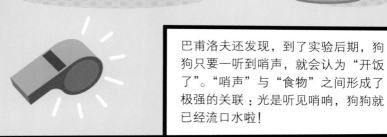

⑤ 巴甫洛夫还发现，到了实验后期，狗狗只要一听到哨声，就会认为"开饭了"。"哨声"与"食物"之间形成了极强的关联：光是听见哨响，狗狗就已经流口水啦！

视结果而学

每当你做一件事，脑自始至终都会记录所有的前因后果。如果能好好地把事给做成，你学会了什么？当然是"下次还要这样做"。一旦做对了事，你脑内就会释放出一种叫多巴胺的神经递质。在它的作用下，你会将事情的前因后果、来龙去脉联系得更紧密，理解得更透彻。

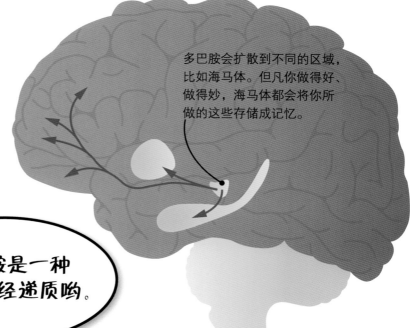

多巴胺会扩散到不同的区域，比如海马体。但凡你做得好、做得妙，海马体都会将你所做的这些存储成记忆。

多巴胺是一种奖励性神经递质哟。

记忆的形成

脑总归是要形成记忆的，因为只有这样，你才能**记住**那些自己学过的，也才能想起那些自己经历过的。说到这些，就不能不提脑中的**海马体**，它对记忆的生成至关重要——当然，**记忆**的类型也不止一种。

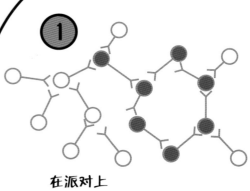

在派对上
当你正在经历某件事，或是正在学什么东西，分布于大脑皮质和海马体不同区域中的大量神经元就会受到刺激，变得活跃起来。

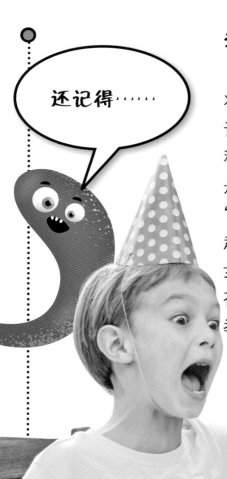

还记得……

我记得！

情景记忆是指脑将你所经历的"情景"记录了下来。这个过程绝非一蹴而就，而是从"形成记忆"到"存储记忆"再到"唤起回忆"，这样一步一步实现的。海马体在整个过程中起着举足轻重的作用。

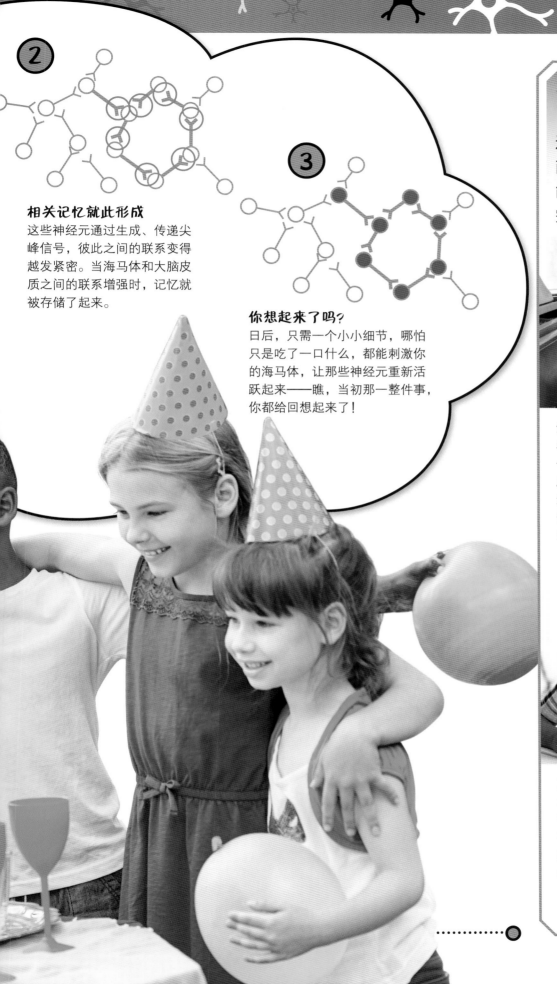

②

相关记忆就此形成
这些神经元通过生成、传递尖峰信号，彼此之间的联系变得越发紧密。当海马体和大脑皮质之间的联系增强时，记忆就被存储了起来。

③

你想起来了吗？
日后，只需一个小小细节，哪怕只是吃了一口什么，都能刺激你的海马体，让那些神经元重新活跃起来——瞧，当初那一整件事，你都给回想起来了！

其他记忆类型
不论是学习新技能，还是暂时保存信息……面对不同的任务，脑也能运用不同的系统来完成。

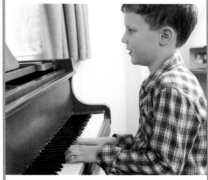

程序记忆
学会弹钢琴，便相当于掌握了一项新技能（或"程序"），它所形成的是另一种记忆。形成这类记忆不需要海马体，而是需要位于小脑等部位的突触发生强度改变。

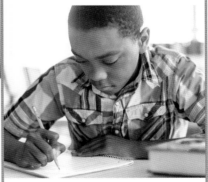

工作记忆
当你做算术题时，脑会将信息暂时存储上很短一段时间。而在这个存储信息的过程中，大脑皮质的神经元始终不断生成着尖峰信号。

情绪

　　眼前的世界围绕着你，形形色色；身边的事情浸润着你，桩桩件件……这一切难免会给你带来种种**感受**，也就是情绪。情绪影响着你的**身体**和**行为**，进而关系到他人对你的反应和反馈。

> 心里的情绪，你会用面部表情来表达，用有形的表情告诉别人你无形的感受，好让他们能理解你。

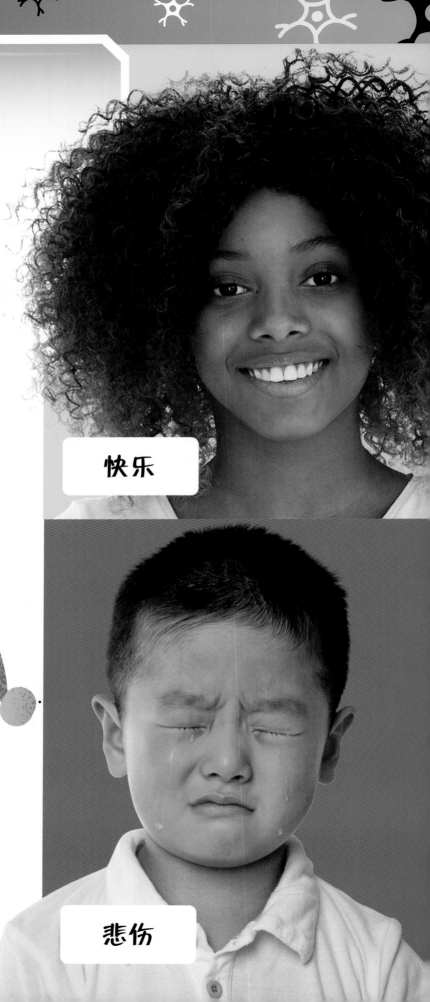

快乐

悲伤

四种情绪

　　目前，科学家们认为最基本的情绪仅有四种：快乐、恐惧、悲伤和愤怒。你林林总总的诸多感受，可以说都是这四种基本情绪的混合杂糅。

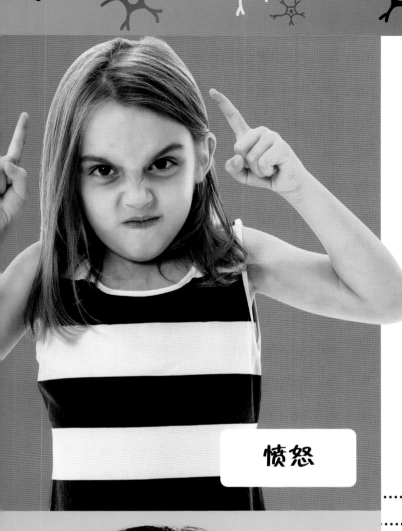

愤怒

情绪反应

在情绪的作用下，你的身体和行为都会发生变化，反之亦是如此。情绪带来的身体变化，会以这样那样的感觉呈现出来。比如当你愤怒时：

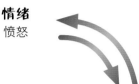

情绪
愤怒

身体上的反应
心跳加快
呼吸变深
血液流向肌肉
全身蓄势待发

行为上的反应
咬定问题不放松
喊叫
皱眉

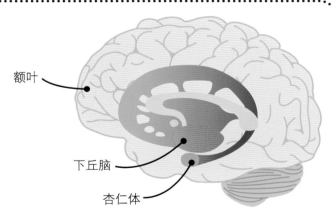

额叶

下丘脑

杏仁体

恐惧从哪儿来？

杏仁体位于脑部中央位置，它会令你产生恐惧感。而你的身体会怎样应对恐惧情绪，则是受到下丘脑的控制。至于恐惧如何对你的行为产生影响，那取决于额叶。

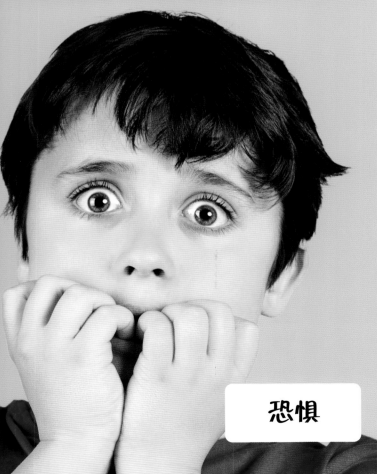

恐惧

思考与智慧

脑有很多事要忙，而其中最为复杂的，就是思考。所谓思考，不仅要将**来自感官的新信息**与先前**存储在脑中的记忆**结合起来，还要搞清楚其中的奥义，进而**决定**该怎么做。

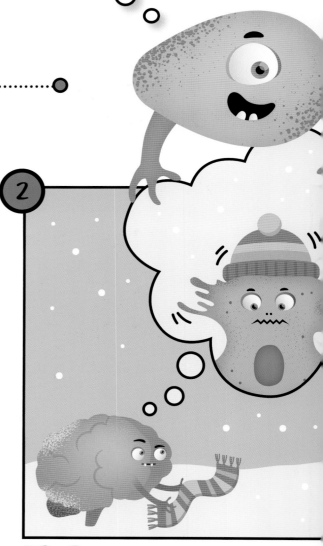

还记得第25页提到的线虫吗？它们的脑构造简单，在收集到感官信息后，就会自动做出反应——人类有时也这样，不过更多时候，我们会停下来，先动脑思考，然后再行动。

思而后行

解决问题的时候，动用一下想象力，智慧没准儿就冒出来了。首先必须确定目标，想象自己会采取什么行动，把你能想到的办法列在脑海里，然后选出最佳方案。比方说下边这个例子：

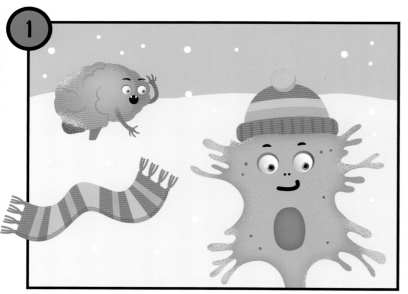

哦不！
想象一下：冰天雪地里，你走着走着，突然看见朋友的围巾掉在了地上。此时，你开始想象种种后果⋯⋯

思量一番
没了围巾，朋友会挨冻吧？你甚至能想象到他/她的情绪——弄丢了围巾，他/她说不定会伤心难过⋯⋯

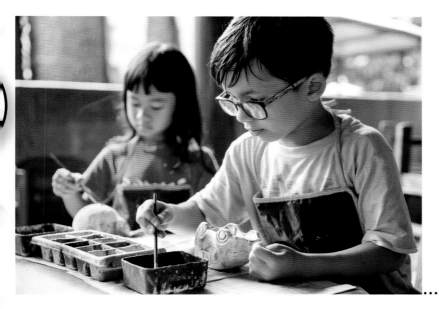

规则与创新

　　智慧的表现多种多样：有时候，从现成的规则里探寻出正确答案，是一种智慧——比如解数学题；有时，创造出全新的东西，也是一种智慧——比如创作出一则故事，或是画出一幅画。

3

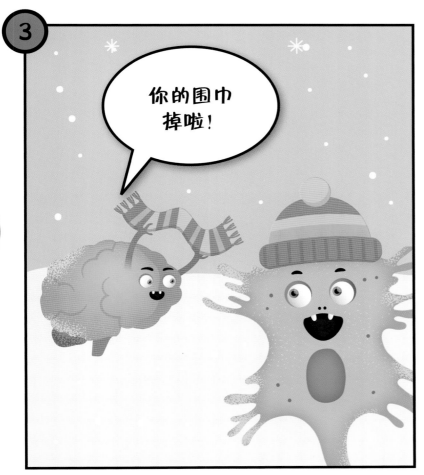

你的围巾掉啦！

找到解决方案
你把围巾捡起来还给朋友，问题就解决啦！他／她既开心又暖和，而你也很高兴能帮上忙。

意识

　　你是活生生的人，拥有种种感觉，这些个体经验构成了你的意识。人在睡觉时处于无意识状态。目前，我们只知道意识源于人脑的运转，至于到底为什么我们能"有意识"，至今是个大谜团！

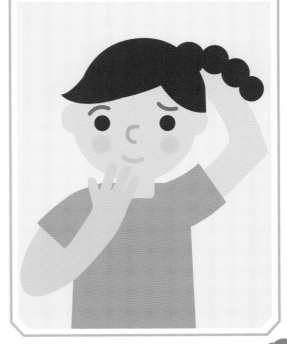

眠与梦

每当夜幕降临，你都会做一件非常神秘的事——**睡觉**和**做梦**。如此奇妙的睡梦之旅，究竟是怎么发生的？说实话，眼下科学家们还没完全搞明白。不过有一点已经确定：健康的大脑离不开睡眠和做梦。

浅睡与深睡

每晚你都会交替经历好几种睡眠状态，而且每种都有它自己的作用。比如：处于深睡状态时，人不太容易醒来；相比之下，处于快速眼动状态时，睡眠就轻浅得多，而梦境往往就发生在此时。

睡眠阶段

入睡　　　　睡一整夜　　　　酲

睡眠类型

清醒
快速眼动
浅睡
深睡

"快速眼动"的英文缩写
（rapid eye movement）。
以起这个名字，是因为
你虽然双目紧闭，但眼球
速转动。

昼夜节律

一天有 24 小时，日出日落，周而复始，我们脑部和身体的活动，也随着时间的嘀嗒声向前推进，适时而变。每当夕阳西下、天色渐晚，脑便会告诉身体："时辰已到，去睡觉！"

记忆也需要收拾整理

科学家们认为，做梦能帮我们把白天产生的新记忆，跟脑中存储的旧有记忆融合起来，深睡还可以帮我们将这些新记忆转变为长期记忆。

该起床啦！

清除垃圾
脑焕新

我们的脑忙忙碌碌一整天，难免会有垃圾堆积——比如旧的神经递质，或是其他什么化学废料。当我们处于深睡状态时，脑就会把这些物质清理掉。

当它老了

脑这一生，都是在**变化**中度过的：在某些方面，它会**越来越出**色，而在另外一些方面，它的表现却是**每况愈下**。想让你的脑保持**元气满满、活力四射**吗？那就切记：养成**健康的生活习惯**。

姜还是老的辣

随着年龄和阅历的增加，你获得的知识、记忆也变得越来越多。一些思维能力会在成年后不断优化完善，比如数学技能，抑或是思考艰深问题的技能。

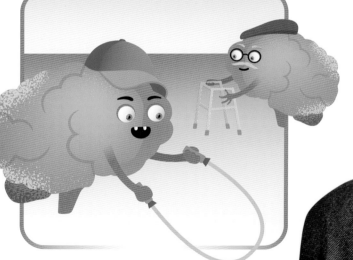

脑力退化

人类的脑，往往从 30 岁左右开始逐渐萎缩。不管是情景记忆还是工作记忆，其相关能力都会随着年龄的增长而悄然衰退，其他思维运转速度也会逐渐减慢。

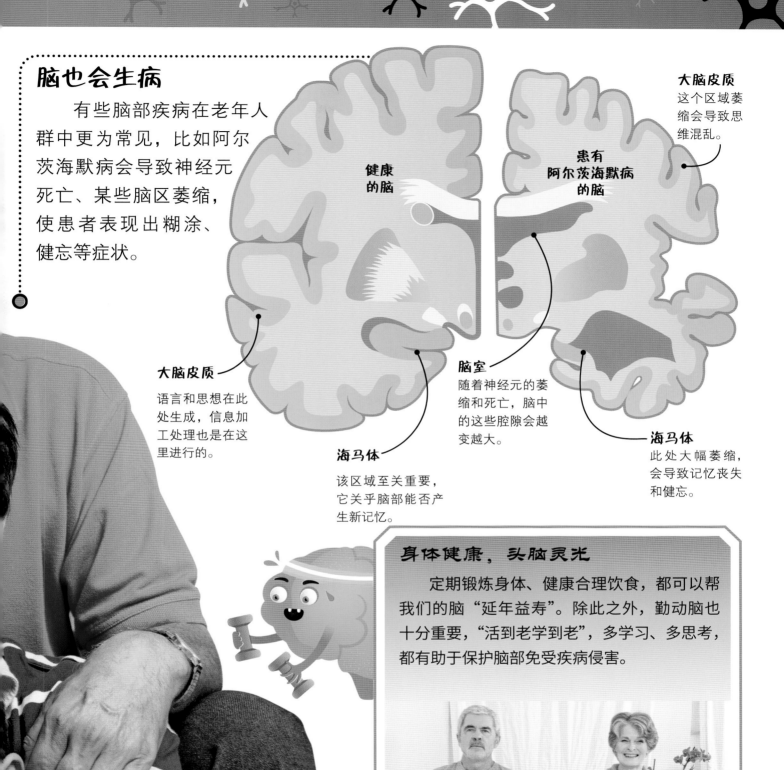

脑也会生病

有些脑部疾病在老年人群中更为常见，比如阿尔茨海默病会导致神经元死亡、某些脑区萎缩，使患者表现出糊涂、健忘等症状。

健康的脑

患有阿尔茨海默病的脑

大脑皮质
这个区域萎缩会导致思维混乱。

大脑皮质
语言和思想在此处生成，信息加工处理也是在这里进行的。

海马体
该区域至关重要，它关乎脑部能否产生新记忆。

脑室
随着神经元的萎缩和死亡，脑中的这些腔隙会越变越大。

海马体
此处大幅萎缩，会导致记忆丧失和健忘。

身体健康，头脑灵光

定期锻炼身体、健康合理饮食，都可以帮我们的脑"延年益寿"。除此之外，勤动脑也十分重要，"活到老学到老"，多学习、多思考，都有助于保护脑部免受疾病侵害。

我们的脑，有些**不一样**

　　一个人脑部的运转方式取决于两方面：一是与生俱来的DNA，二是人生经历。有些人的脑部异于其他人，对于这类人群，我们应该尽量去**了解**个中差异，进而**理解**他们所面临的诸多挑战。

诵读困难症

　　患有诵读困难症的人不在少数，他们在阅读和理解字词方面显得有些困难。对这类患者而言，将纸上写着的字词跟它们的读音联系起来，简直比登天还要难。

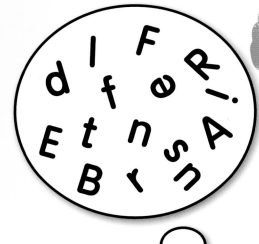

孤独症

　　每个患者对孤独症的体验可能不尽相同：他们有的很难与人沟通，有的则不喜欢巨大的噪声和明亮的光，一旦置身于纷繁嘈杂的场合就会感到慌乱。

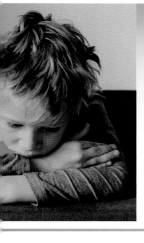

精神健康

一般说来，人难免会有伤心或烦乱的时候，然而有些人始终沉浸在这种感觉中无法自拔，这就意味着他们的精神健康可能出了问题，需要旁人留心照顾。精神健康问题的病因往往一言难尽，但就像身体问题一样，它是可以治疗、可以改善的。

注意缺陷多动障碍（ADHD）

注意缺陷多动障碍（Attention deficit hyperactivity disorder）患者往往很难集中注意力，也没办法安安静静地待着。他们常常活跃过了头，这件事没捣鼓几下，眨眼间又跑去忙另一件事了。

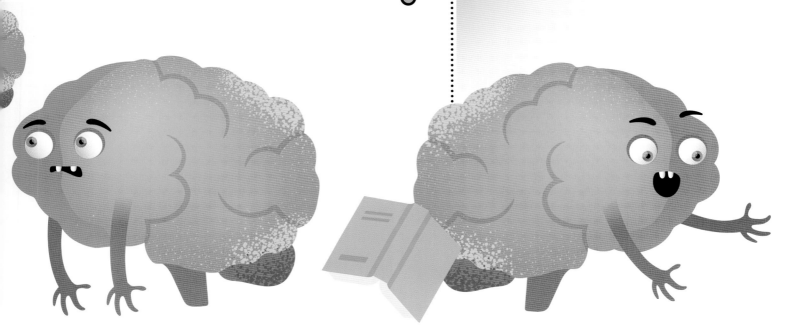

该怎么办？

如果是你自己出现了问题，可以找一位你信赖的人谈谈；如果有问题的是别人，而你想伸出援手，那么不妨多关注他们的感受，始终以友善的态度试着去理解他们的所思所感。

》倾心交谈。不管经历了什么事，还是情绪上有何变化，倾心交谈都颇有助益，能促进理解与被理解。

》态度友善。对身处困境中的人来说，你友好亲切的态度有着能够扭转乾坤的良效。

》及时求助。如果你正为某个问题所困扰，不妨向你信赖的成年人（比如父母或老师）寻求帮助。

脑科学
未来会怎样?

关于脑的运转机理,目前我们虽已了解了不少,但仍有大量**问题**尚待研究。比如下边这几个领域,就有待人类继续向前一步、**探索**一番。

意识

神经科学中最难弄明白的一个问题是:我们为什么会有意识?我们为何能意识到大脑在运转?你能感觉到你活着,我也能感觉到我活着,这种感觉究竟从何而来?

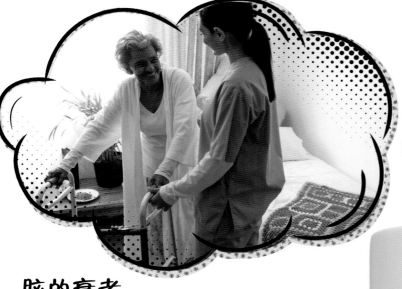

脑的衰老

能不能找到某种办法,让脑不随着我们年龄的增长而老化迟钝?能不能找到某种办法,让人不会因为衰老而患上脑疾?

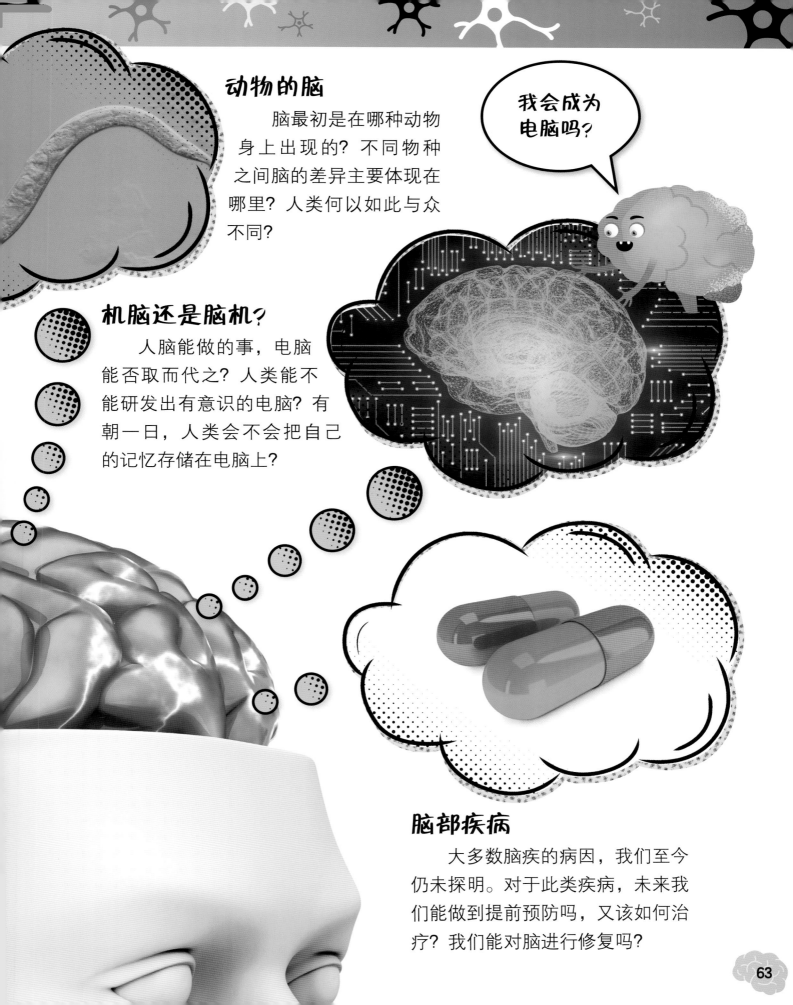

动物的脑

脑最初是在哪种动物身上出现的？不同物种之间脑的差异主要体现在哪里？人类何以如此与众不同？

我会成为电脑吗？

机脑还是脑机？

人脑能做的事，电脑能否取而代之？人类能不能研发出有意识的电脑？有朝一日，人类会不会把自己的记忆存储在电脑上？

脑部疾病

大多数脑疾的病因，我们至今仍未探明。对于此类疾病，未来我们能做到提前预防吗，又该如何治疗？我们能对脑进行修复吗？

脑科学 大事年表

直到近代，**科学家**才开始解开脑的诸多**秘密**，以及它运转的原理。时至今日，这个神奇的器官仍旧会带给科学家新的**发现**、新的惊喜。

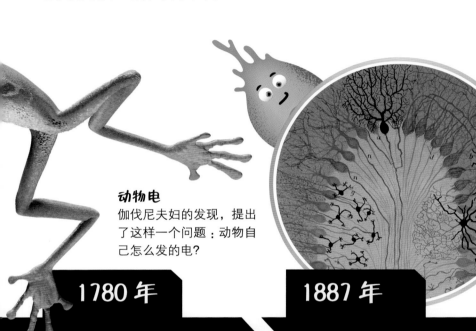

动物电
伽伐尼夫妇的发现，提出了这样一个问题：动物自己怎么发的电？

1780 年

电与动物之动

路易吉·伽伐尼和露西娅·伽伐尼夫妇（Luigi and Lucia Galvani）用青蛙做实验时发现：**电火花**一旦接触到死青蛙的腿，会令后者发生剧烈的痉挛抽搐。这表明**神经**是通过传递**电信号**，来驱使肌肉运动的。

1887 年

画出神经元

圣地亚哥·拉蒙－卡哈尔（Santiago Ramón y Cajal）是第一个准确描绘出**神经细胞**（也就是神经元）结构的人。借助**显微镜和染色剂**，他不但向世人展示了脑内结构中诸多类型的神经元，还亲手将它们的精妙模样描绘于笔端。

1903 年

流口水的狗狗

伊万·巴甫洛夫训练狗狗将某一特定声响（比如哨声）与**喂食**活动**联系**起来。他发现经过训练后的狗狗，即便人不给它喂食，它一听到这种声音仍旧会有反应，口中开始分泌唾液——这就是著名的**"经典条件反射"**实验。

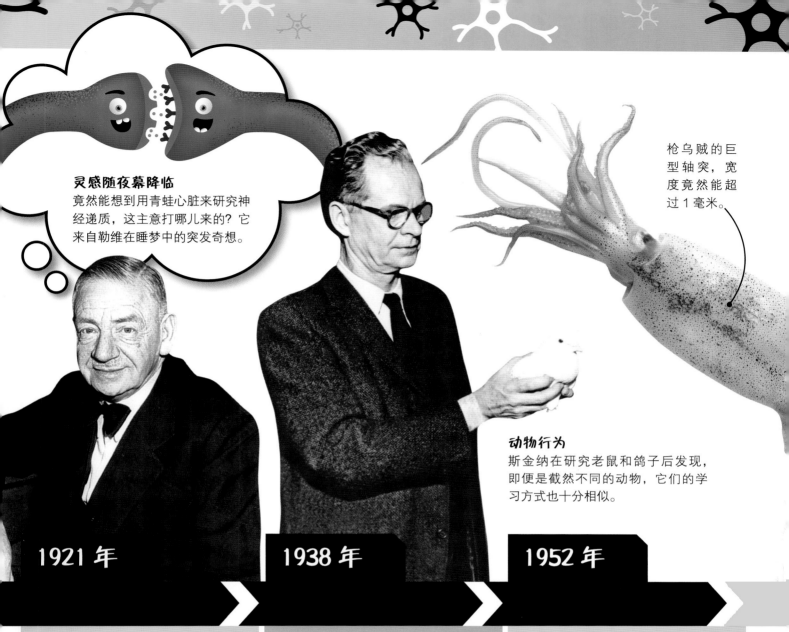

灵感随夜幕降临
竟然能想到用青蛙心脏来研究神经递质，这主意打哪儿来的？它来自勒维在睡梦中的突发奇想。

枪乌贼的巨型轴突，宽度竟然能超过1毫米。

动物行为
斯金纳在研究老鼠和鸽子后发现，即便是截然不同的动物，它们的学习方式也十分相似。

1921 年

1938 年

1952 年

化学信使

奥托·勒维（Otto Loewi）在实验中用电流刺激置于容器中的青蛙心脏，促使青蛙心脏上的神经释放出某种化学物质。接着，他将该**化学物质**滴入放置有另一只青蛙心脏的容器中，结果青蛙心脏的跳动频率竟然变了！由此，勒维发现了**"神经递质"**这种化学信使。

做得好有赏

伯尔赫斯·弗雷德里克·斯金纳（Burrhus Frederic Skinner）在实验中发现：动物若因某一行为而获得**奖赏**（比如得到食物），它便能学会不断地重复这一行为；如果行为招来的是惩罚，那么动物学会的则是终止该行为。斯金纳称之为**"操作性学习"**。

尖峰信号

神经细胞究竟如何生成的尖峰信号？**艾伦·霍奇金**（Alan Hodgkin）和**安德鲁·赫胥黎**（Andrew Huxley）通过测量枪乌贼**巨型轴突**中的电活动，解开了这个谜团。

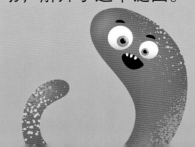

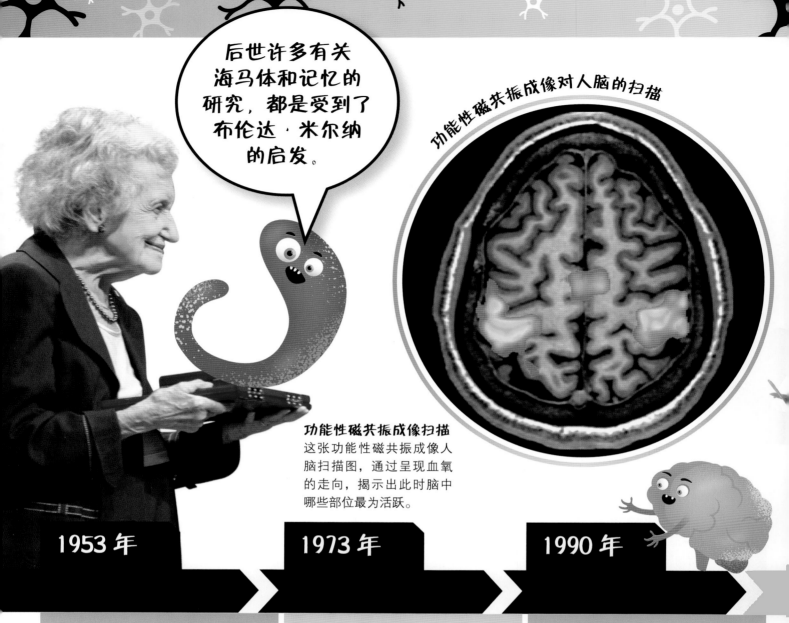

后世许多有关海马体和记忆的研究，都是受到了布伦达·米尔纳的启发。

功能性磁共振成像对人脑的扫描

功能性磁共振成像扫描
这张功能性磁共振成像人脑扫描图，通过呈现血氧的走向，揭示出此时脑中哪些部位最为活跃。

1953 年

1973 年

1990 年

不再有新的记忆

神经科学家**布伦达·米尔纳**（Brenda Milner）曾记述了这样一则研究案例：有位男士在失去了脑部两侧的**海马体**后，再也无法形成新的记忆。

变化的突触

蒂姆·布里斯（Tim Bliss）和**泰耶·勒莫**（Terje Lømo）在研究中发现：对突触频繁施加刺激，突触的反应会变得更强。这个发现有助于我们搞明白人脑如何**学习**，以及人脑是如何形成并存储**记忆**的。

突触正活跃

个中究竟，一目了然

小川诚二（Seiji Ogawa）发现，有种方法可以观察到人脑中血氧的走向——这便是**功能性磁共振成像**（fMRI）技术。在不同的活动中，人脑中哪些部位会处于**活跃**状态？该技术能给出一清二楚的答案。

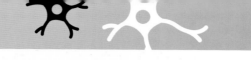

仅 **2019** 年一年，科学家们就发表了差不多 **10 万** 篇有关脑科学的**专著和论文**！

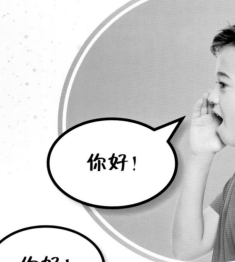

你好！

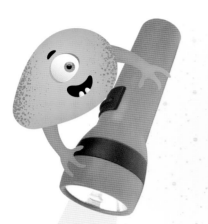

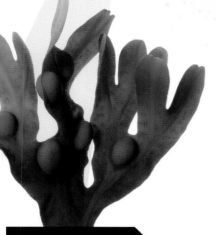

你好！

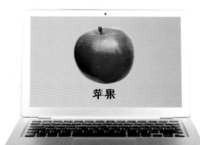

苹果

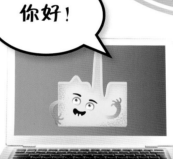

2005 年

2012 年

2019 年

照亮前路

卡尔·迪赛罗斯（Karl Deisseroth）和同事们将一种光敏蛋白质（通常发现于**藻类**）植入神经元中。之后，当受到光线照射，这些神经元在光敏蛋白质的作用下，竟然生成了**尖峰信号**！这项实验意义重大，它意味着日后科学家可以对特定神经元加以激活。

聪明的电脑

亚历克斯·克里泽夫斯基（Alex Krizhevsky）、伊尔亚·苏茨克维（Ilya Sutskever）和**杰佛瑞·辛顿**（Geoffrey Hinton）设计了一款名为 AlexNet 的电脑程序。该程序设计受到**神经元**的启发，在**识别**图像方面，它甚至比人类更为擅长。

语音解码——失语者的福音

用电脑对说话者脑中神经元生成的尖峰信号进行"解码"后，戈帕拉·阿努曼契帕里（Gopala Anumanchipalli）、乔西·沙尔捷（Josh Chartier）和张复伦（Edward Chang）让机器说出了人正在说，或是努力想要说出的话。

术语表

在探讨、学习脑科学的相关知识时，这些词语可以助你一臂之力。

案例研究
个别患者所患病症具备特殊医学意义，科学家将其作为单一研究对象加以研究。

白质
中枢神经系统中的白色区域。由于其神经元上包裹有大量白色髓磷脂，故呈白色。

本能
针对某种情况由内生发的自然反应，非后天习得。

边缘系统
与情绪和记忆有关的一组脑结构，包括杏仁体、下丘脑和海马体。

磁共振成像（MRI）
一种脑部扫描技术，可以呈现脑部构造。

大脑皮质
覆盖于大脑表面的灰质层，与诸多复杂的大脑功能息息相关。大脑皮质共有四个脑叶。

多巴胺
一种神经递质，对运动和学习至关重要。

反射
未经意识控制、不假思索地对某事做出的反应，如打喷嚏等。

负反馈
一种可避免事物朝极端方向发展的系统。当某种感觉（如饥饿感或饱腹感）开始不断增强，脑部便会激活该系统，对这种感觉及时加以阻断。

副交感神经系统
自主神经系统的构成部分之一，负责使身体放松。

感受器
细胞上的微小结构，能察觉到感觉信息（如光感、触觉，或神经递质）。

功能性磁共振成像（fMRI）
一种脑部扫描技术，可以检测脑部的血氧情况。

海马体
细长形脑组织，对记忆的形成至关重要。

后脑
该区域包括小脑和脑干。

灰质
中枢神经系统的组成部分之一。由于其神经元上没有太多的白色髓磷脂，故呈灰色。

肌肉
该器官能通过缩短或拉长带动身体某部位移动。

激素
一种被释放到血液中的化学信使。

脊髓
中枢神经系统的一部分。位于脊柱内部，负责传递和处理往来于脑和身体之间的信息。

脊柱
俗称"脊梁骨"，脊髓容纳于其中。

记忆
脑中关于事件、事实或行为的记录。在存储和提取记忆的过程中，海马体起着举足轻重的作用。

尖峰信号
短暂增加的电活动，也可称为脉冲或动作电位。

交感神经系统
中枢神经系统的一部分，时刻为身体进入行动状态做好生理上的准备。

快速眼动（REM）
一种睡眠状态，梦境多发于此时。

颅骨
头骨的一部分，围成颅腔容纳脑体。

脉冲
短暂的电活动尖峰，也可称为尖峰信号或动作电位。

脑
神经系统的主要器官。负责接收感觉输入，处理和存储信息，以及控制身体的运动。

脑干
该区域位于脑的下方，负责控制维持个体的基本生命功能（如心率和呼吸等）。

脑桥
脑干的一部分，具备多种功能，与呼吸、感觉、对疼痛的感知等息息相关。

脑室
脑内部的腔隙，充满液体。

脑叶
大脑皮质由四个较大的区域构成，即枕叶、额叶、顶叶、颞叶这四个脑叶。

皮质
大脑皮质的简称，亦可指大脑皮质中专门负责某特定功能的部位，如视觉皮质。

器官
协同运转的一组细胞，心脏、眼睛和脑等，都是器官。

前脑
包括大脑皮质在内的较大脑区。

情绪
一种强烈的感觉，通常由你的切身经历所引发。

丘脑
脑部的构造之一，对感觉信息从感觉器官到大脑皮质的传送至关重要。

神经
轴突聚集成束，从一个部位延伸至另一部位。

神经递质
神经元释放的一种化学物质，用来向其他神经元或细胞发出信号。

神经节
由神经元集合而成的结节状小构造。

神经科学家
研究脑或神经系统的人。

神经元
即神经细胞。它能生成电信号，并通过释放神经递质，使信息在神经系统中得以传递。

树突
神经元上的突起，用以接收突触传递进来的信号。

睡眠
一种脑部状态，此时无意识但有梦境。

髓磷脂
一种脂肪物质，由少突胶质细胞构成，包裹在某些神经元的轴突表面，形成髓磷脂"鞘"，即髓鞘。

髓鞘
包裹在轴突表面的一层髓磷脂膜，有助于尖峰信号的更快传递。

通路
不同区域的神经元之间形成的连接。

头骨
头部骨骼的集合。

突触
位于两个神经元之间、神经递质赖以传递信息的连接部位。

细胞
构成一切生命体的基本单位。

下丘脑
控制身体机能所不可或缺的重要脑组织。

小脑
该区域位于脑的偏后位置，对运动与平衡的协调至关重要。

杏仁体
该脑区是呈杏仁状的小结构，对各种情绪（尤其是恐惧）的感知至关重要。

延髓
位于脑干最下方。

意识
觉察到自己的想法和体验的一种感觉。

中脑
该区域位于脑部中心，负责控制脑的诸多基本功能。

中枢神经系统
包括脑与脊髓，二者彼此联通。

周围神经系统
除中枢神经系统以外的所有神经元。

轴突
神经元延伸出的线状突起，电信号沿着它实现传递。

昼夜节律
行为或身体机能在一天中的特定时间所发生的变化。

自主神经系统
连接脑与身体各器官以及血管的神经群。

索引

70

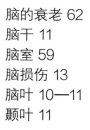

致谢

DK 向下列人员致以谢意：给予编辑工作协助的乔利恩·戈达德（Jolyon Goddard）、凯蒂·劳伦斯（Katie Lawrence）、凯瑟琳·蒂斯（Kathleen Teece）和塞塔·帕玛（Seeta Parmar），负责电脑成像插图的艾伦·刘易斯（Arran Lewis），校对员卡罗琳·亨特（Caroline Hunt），负责编制索引的海伦·彼得斯（Helen Peters），以及为"我们的脑，有些不一样"一节担当咨询顾问的维多利亚·乌瓦娜博士（Dr Victoria Uwannah）。

作者将此书献给伊莎贝拉和玛丽安娜："愿你们的头脑聪慧常青。"

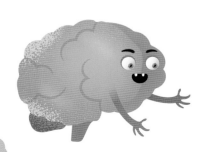
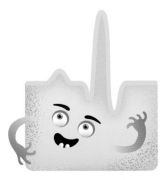
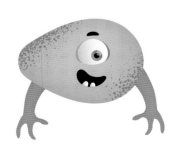

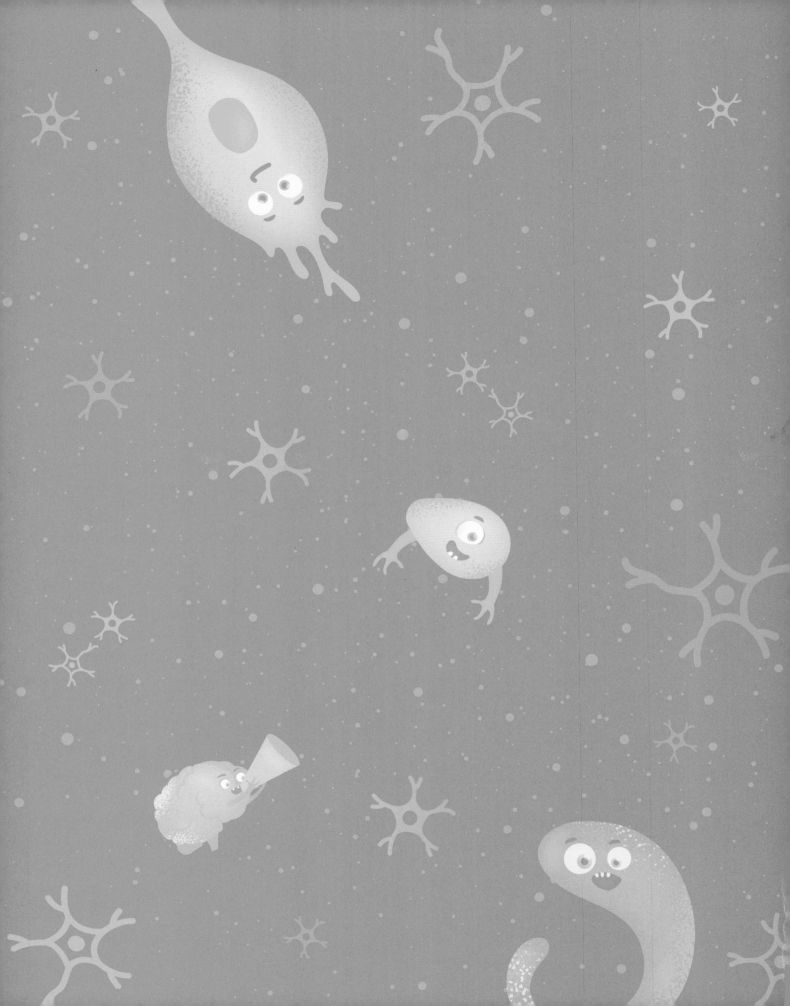